Willis Yuko Oso
Andrew Mbala Obat

Vantagens do táxi de motociclo Boda-Boda

Willis Yuko Oso
Andrew Mbala Obat

Vantagens do táxi de motociclo Boda-Boda

ScienciaScripts

Imprint

Any brand names and product names mentioned in this book are subject to trademark, brand or patent protection and are trademarks or registered trademarks of their respective holders. The use of brand names, product names, common names, trade names, product descriptions etc. even without a particular marking in this work is in no way to be construed to mean that such names may be regarded as unrestricted in respect of trademark and brand protection legislation and could thus be used by anyone.

Cover image: www.ingimage.com

This book is a translation from the original published under ISBN 978-620-2-09323-1.

Publisher:
Sciencia Scripts
is a trademark of
Dodo Books Indian Ocean Ltd. and OmniScriptum S.R.L publishing group

120 High Road, East Finchley, London, N2 9ED, United Kingdom
Str. Armeneasca 28/1, office 1, Chisinau MD-2012, Republic of Moldova, Europe
Printed at: see last page
ISBN: 978-620-8-14189-9

ÍNDICE DE CONTEÚDOS

Capítulo 1

Capítulo 2

Capítulo 3

Capítulo 4

Capítulo 5

RECONHECIMENTO

Reconheço o apoio recebido dos meus supervisores, Prof. Kaseje e Dr. Loum, que me apoiaram durante os meus estudos até ao fim; não foi fácil fazer tudo isto a partir do Sudão do Sul sem a vossa compreensão e apoio fraterno. Reconheço o apoio dado pelos MSF Suíça, especialmente a Ines Hake, a Sawnet (coordenadores médicos), o departamento de recursos humanos e toda a fraternidade dos MSF pela cooperação que me deram durante os meus estudos, permitindo-me acumular as minhas férias e oferecendo-me licença de estudo. Sem este apoio, não teria conseguido. Um agradecimento especial à minha mulher Evenah pelas orações, pelo apoio social, pelo apoio financeiro e pelo encorajamento diário que me deu durante os meus estudos. Evenah, estiveste sempre ao meu lado, mesmo quando as coisas estavam difíceis, e o teu encorajamento não me saía do coração. Que Deus te abençoe muito. A bênção de Deus para os meus pais, irmãos, irmãs, amigos e familiares que apoiaram este nobre curso de diferentes formas até agora. Sem vós, este esforço poderia não ter sido realizado.

Capítulo 1

INTRODUÇÃO E CONTEXTO DO ESTUDO

1.1 Introdução

Um motociclo (também chamado de moto, bicicleta ou ciclo) é um veículo motorizado de duas rodas de tração simples (Long, 2007). De acordo com Kresnak (2008), os motociclos são uma das formas mais acessíveis de transporte motorizado em muitas partes do mundo e, para a maioria da população mundial, são também o tipo mais comum de veículo motorizado. Existem cerca de 200 milhões de motociclos (incluindo ciclomotores, scooters, bicicletas motorizadas e outros veículos de duas e três rodas) em utilização em todo o mundo, ou seja, cerca de 33 motociclos por 1000 pessoas, em comparação com cerca de 590 milhões de automóveis, ou cerca de 91 por 1000 pessoas. A maior parte dos motociclos (58%), excluindo o Japão, enquanto 33% dos automóveis (195 milhões) estão concentrados nos Estados Unidos e no Japão. A Índia, com um número estimado de 37 milhões de motociclos/ciclomotores, é o país com o maior número de veículos motorizados de duas rodas do mundo (Cato, 2003), onde são sobretudo utilizados como táxis (Youngblood, 2001).

Um moto-táxi é um meio de transporte licenciado em muitos países que transporta um passageiro (mas por vezes dois ou mais), que viaja como passageiro, atrás do operador da moto (Carpenter, 2011). Em algumas cidades, os moto-táxis são o principal meio de transporte público (Foale, 2006). São geralmente muito mais baratos do que os outros táxis. No Reino Unido, a indústria do moto-táxi começou em 1990 e estabeleceu-se como um nicho de mercado, sendo agora licenciada pela Transport for London e pelo Publics Carriage Office, que também licenciam os táxis pretos de Londres (Barrionuevo, 2008). Nos Estados Unidos, um serviço de aluguer de motociclos teve início na Califórnia e na cidade de Nova Iorque em 2011, mas, tal como o serviço Sedan, os passageiros aleatórios não os têm saudado. Um sedan ou berlina é um automóvel de passageiros numa configuração de três caixas com pilares A, B e C e volumes principais articulados em compartimentos separados para motor, passageiros e carga. Os mototáxis são também um meio de transporte comum na Indonésia (Cossalter, 2006; Hiroko, 2008). Em todo o mundo, a disponibilidade de motociclos baratos, combinada com a facilidade de obtenção de cartas de condução e esquemas de crédito, resultou no crescimento significativo dos mototáxis em todo o mundo.

Nos últimos anos, tem havido um aumento maciço do número de moto-táxis em África. Chamam-se *peen peen* na Libéria, (Shuhei, 2006); *okada* na África do Sul (Carpenter, 2011); e *Senke War* no Sudão do Sul (Lienhard, 2005). Por toda a África, os motociclos oferecem oportunidades a muitos jovens para terem um emprego remunerado, aumentando assim a sua autonomia económica. E como os engarrafamentos de trânsito continuam a piorar, os mototáxis estão a aumentar a sua popularidade. A sua capacidade de vencer o tráfego intenso nas cidades tornou-os um dos modos de transporte mais eficazes (Shuhei, 2006).

Os táxis boda-boda são agora uma empresa em rápido crescimento no Quénia, com boda-bodas encontrados literalmente em todas as cidades do Quénia. Só na cidade de Kisumu existem mais de 5000 operadores de táxis boda-boda combinados com motos e bicicletas (Walker, 2012), o que indica que a indústria está a tornar-se muito mais forte. Como refere The Economist (2011), os boda-boda servem principalmente as principais zonas urbanas, onde competem com os táxis convencionais e os matatu's, e como alimentadores das zonas urbanas em rotas que, devido à baixa densidade da procura ou à rugosidade do percurso, não são atractivas para os matatus. Também servem de ligação às estradas principais, função em que tendem a complementar os serviços de matatu e de autocarro. Maino (2012) salienta que as boda-boda representam agora uma inovação significativa na melhoria da mobilidade que parece beneficiar principalmente os utilizadores com baixos rendimentos.

A sua capacidade de prestar serviços em áreas onde a densidade da procura é insuficiente para sustentar os transportadores motorizados é um dos seus principais pontos fortes, tal como a criação de emprego e as ligações económicas a montante e a jusante que daí resultam. Além disso, tal como acontece com os matatu, tende a haver um excedente de operadores em relação aos boda-boda, com muitos a trabalharem por turnos ou como condutores e organizadores de substituição (a tempo parcial). Esta distribuição dos benefícios do emprego é uma das caraterísticas do sector dos serviços de transporte informal (Banco Mundial, 1994). É na capacidade dos boda-bodas criarem emprego que reside a sua capacidade de capacitar economicamente os operadores de táxis. Como salienta Elson (2013), a participação económica quantitativa dos jovens na força de trabalho é importante não só para reduzir os níveis desproporcionados de pobreza entre os jovens, mas também para aumentar o rendimento das famílias e incentivar o desenvolvimento económico de um país como um todo. Mas a associação entre as operações de boda-boda e a capacitação económica não foi investigada empiricamente, especialmente entre os jovens da cidade de Kisumu.

1.2 Antecedentes da área de estudo
1.2.1 Visão geral da cidade de Kisumu

O município de Kisumu é a terceira maior cidade do Quénia e a principal cidade da parte ocidental do país. Situa-se nas margens do Lago Vitória, o segundo maior lago de água doce do mundo, a uma altitude de 1160 m acima do nível do mar. O município de Kisumu está situado a 00° 06' a sul do Equador e a 34° 45' a leste de 00 Greenwich. Cobre uma área de aproximadamente 417Km^2 , com uma população total estimada em 500.000 pessoas (GOK, 2009). Os três subúrbios estão localizados fora dos limites da cidade antiga, mas ao longo dos principais corredores de transporte que irradiam do CBD, incluindo a estrada Kisumu-Nairobi, a estrada Kisumu-Kakamega e a estrada Kisumu-Busia.

Kisumu é uma cidade portuária no oeste do Quénia; é a antiga capital da província de Nyanza e a sede do condado de Kisumu. Tem um foral municipal, mas não tem foral de cidade. É a maior cidade da região de Nyanza e a segunda cidade mais importante, depois de Kampala, na bacia do Lago Vitória. O porto foi fundado em 1901 como o principal terminal interior dos Caminhos-de-Ferro do Uganda e foi batizado de Porto Florença. Embora o comércio tenha estagnado nas décadas de 1980 e 1990, está novamente a crescer em torno das exportações de petróleo. Uma caraterística notável da população do município é o elevado número de crianças do sexo masculino e feminino com menos de cinco anos de idade. A proporção de jovens entre os 10 e os 19 anos é também bastante elevada. De acordo com os resultados do Plano Nacional de Erradicação da Pobreza (NPEP, 2009-2015), o condado de Kisumu tem a maior proporção da sua população a viver na pobreza, com 63%, dos quais os operadores de táxis boda-boda constituem 23%. Assim, a influência dos táxis boda-boda na economia pode influenciar uma grande percentagem da população.

1.2.2 Agricultura

Kisumu tem terras altamente férteis e variações de temperatura e precipitação, com duas estações chuvosas por ano em toda a região, o que proporciona um ambiente adequado para uma vasta gama de culturas agrícolas. A região de Kisumu tem aproximadamente 1,6 milhões de hectares de terras agrícolas. No entanto, estima-se que apenas 58% das terras são atualmente utilizadas. A maior parte da agricultura na região da bacia lacustre é de subsistência, o que conduz a volumes de produção relativamente baixos. Os rendimentos actuais das culturas são considerados significativamente inferiores ao potencial proporcionado pelas condições do solo e do clima. A baixa utilização das terras e os baixos rendimentos actuais são motivados pela falta de mercados garantidos e de serviços de apoio associados. Tal como a agricultura, a pecuária é atualmente praticada essencialmente numa base de subsistência. O gado é predominantemente de raças autóctones, com uma produção de leite inferior à do gado de qualidade.

1.2.3 Transporte

Antes da era das companhias aéreas a jato, Kisumu era um ponto de aterragem na rota britânica de passageiros e correio de Southampton para a Cidade do Cabo. Kisumu fazia a ligação entre Port Bell e Nairobi. A cidade é servida pelo aeroporto de Kisumu, que tem estatuto internacional, com voos diários regulares para Nairobi e outros locais. A expansão das instalações de carga do aeroporto, após a conclusão dos terminais de passageiros, está atualmente em curso, em antecipação do aumento do comércio resultante da recriação da Comunidade da África Oriental composta pelo Quénia, Tanzânia e Uganda. Os ferries do Lago Vitória operam a partir do porto, ligando o caminho de ferro a Mwanza e Bukoba, na Tanzânia, e a Entebbe, Port Bell e Jinja, no Uganda. Em 2009, foi lançado um projeto rodoviário no valor de 6,8 mil milhões de xelins quenianos para uma revisão profunda da rede rodoviária de Kisumu.

1.2.4 Estrutura administrativa

A atual Kisumu é constituída por 25 sub-localidades que podem ser agrupadas em 10 localidades principais (Township, East Kolwa, Central Kolwa, Southwest Kisumu, North Kisumu, Central Kisumu, East Kisumu, West Kajulu, East Kajulu e West Kolwa). A cidade cobre uma área total de 417 quilómetros quadrados, dos quais 297 quilómetros[is] de terra e 120 quilómetros quadrados de massa de água.

1.2.5 Saúde

As principais instalações de saúde na cidade de Kisumu incluem hospitais, centros de saúde, dispensários, clínicas e maternidades e lares de idosos. Existem 62 instalações de saúde registadas na cidade, incluindo três hospitais públicos, seis centros de saúde públicos e 21 dispensários públicos. Um inquérito de 2012 realizado pela MCI revelou mais 21 instalações que não estavam registadas no Gabinete Distrital de Informação sobre Registos de Saúde (DHRIO).

1.2.6 Educação

Existem na cidade instituições de ensino para todos os níveis de ensino, desde o mais baixo até ao mais elevado, tanto privadas como públicas. Existem mais escolas privadas de ECD/pré-primárias do que escolas públicas e estão concentradas na parte central da cidade, enquanto as escolas públicas estão mais dispersas. As sub-localizações que têm o menor número de escolas de ECD/pré-primárias incluem Bar, Dago, Mkendwa, Oko e Kadero. A maioria das escolas pré-primárias em bairros de lata como Manyatta são privadas. Mas há mais escolas primárias públicas do que privadas no município de Kisumu. Além disso, as escolas primárias privadas estão concentradas na parte central da cidade, enquanto as escolas primárias públicas estão distribuídas de forma mais homogénea. Sub-localizações como Dago em Kisumu Oriental, Kasule em Kolwa Central e Got Nyabondo em Kajulu Oriental têm o menor número de escolas primárias. Existem relativamente poucas escolas secundárias, e as escolas secundárias privadas concentram-se perto do distrito comercial central, enquanto as escolas públicas estão distribuídas de forma mais homogénea.

1.3 Declaração do problema

A capacitação económica da população local tem dominado a agenda mundial desde há muito tempo, tal como consta dos Objectivos de Desenvolvimento do Terceiro Milénio (Nações Unidas, 2000), e a agenda dos governos nacionais, como o do Quénia, tal como consta da Visão 2030 do Quénia (GOK, 2007). A capacitação económica é importante para o desenvolvimento nacional e constitui uma das principais preocupações processuais na abordagem dos direitos humanos e do desenvolvimento (Nações Unidas, 2010). Para o efeito, foram desenvolvidas várias iniciativas globais, nacionais e locais como meio de capacitação económica. No Quénia, vários esforços, como o Fundo para a Empresa dos Jovens, entre outros mecanismos de apoio financeiro, por exemplo, as OBC (Organizações de Base Comunitária), promoveram o táxi boda-boda como uma ferramenta de capacitação económica para aumentar o rendimento, incentivar o desenvolvimento de negócios, permitir a acumulação de activos e aumentar a segurança económica. Só no município de Kisumu, existem atualmente mais de 5000 táxis boda-boda: Mas não é claro até que ponto estes números se traduziram na capacitação económica dos operadores de táxis boda-boda. Não existe nenhum estudo documentado sobre a associação entre os táxis boda-boda e a capacitação económica, especialmente entre os operadores de táxis do município de Kisumu.

Os estudos disponíveis têm consistentemente ignorado a questão da relação entre o táxi boda-boda e a capacitação económica. Estudos como o da OSA (2009) sobre o papel dos microcréditos na promoção do crescimento de pequenas empresas entre os jovens no Distrito Empresarial Central de Kisumu apenas examinaram o aumento das vendas de motociclos na cidade, mas não investigaram a ligação entre as vendas de motociclos e a capacitação económica dos operadores de táxis boda-boda. Mbugua (2011), ao investigar o efeito da revolução do transporte por motociclo no crescimento económico do Quénia, concentrou-se apenas no distrito de Thika. Além disso, o estudo centrou-se apenas na saúde, segurança e regras de trânsito, que não são necessariamente questões económicas. Mutiso e Behrens (2010), num outro estudo sobre os táxis de bicicleta boda-boda e o seu papel no sistema de transportes urbanos, embora tenham investigado a cidade de Kisumu, trataram apenas do efeito da boda-boda nos transportes urbanos. Mesmo os estudos de Kuta, Onyango e Oindo (2011) sobre a situação dos transportes públicos nos subúrbios não planeados do município de Kisumu não examinaram a relação entre a boda-boda e a capacitação económica. No entanto, o táxi boda-boda tem sido apontado como um dos empreendimentos mais viáveis para a capacitação económica, mas sem provas empíricas. Por conseguinte, era necessário investigar a relação entre os táxis boda-boda e a emancipação económica dos operadores de táxi no município de Kisumu, a fim de estabelecer a ligação real entre os táxis boda-boda e a emancipação económica dos operadores de táxi no município de Kisumu.

1.4   Hipótese principal de investigação

Não existe uma relação significativa entre o táxi boda-boda e a capacitação económica dos operadores de táxi no município de Kisumu.

1.4.1 Hipóteses de investigação específicas

Este estudo testará as hipóteses de que:

1. Não existe uma associação significativa entre os táxis boda-boda e os rendimentos dos operadores de táxis no município de Kisumu.
2. Não existe uma correlação significativa entre os táxis boda-boda e o desenvolvimento das actividades dos operadores de táxi no município de Kisumu.

3. Não existe uma relação significativa entre os táxis boda-boda e a aquisição de activos dos operadores de táxis no município de Kisumu.
4. Não existe uma relação significativa entre os táxis boda-boda e a segurança económica dos operadores de táxis no município de Kisumu.

1.5   Objectivos da investigação

1.5.1 Objetivo principal da investigação

O principal objetivo deste estudo é determinar a força e a direção da associação entre o táxi boda-boda e a capacitação económica dos operadores de táxi no município de Kisumu.

1.5.2 Objectivos específicos de investigação

Este estudo foi orientado por quatro objectivos específicos. Os objectivos deste estudo foram:
1. Determinar a associação entre os táxis boda-boda e o rendimento dos operadores de táxis

boda-boda no município de Kisumu.

2. Determinar a correlação entre os táxis boda-boda e o desenvolvimento das actividades dos operadores de táxis boda-boda no município de Kisumu.
3. Estabelecer a relação entre os táxis boda-boda e os activos dos operadores de táxis boda-boda no município de Kisumu.
4. Investigar a relação entre os táxis boda-boda e a segurança económica dos operadores de táxis boda-boda no município de Kisumu.

1.6   Âmbito do estudo

Este estudo investigou a relação entre os táxis boda-boda e a capacitação económica dos operadores de táxis boda-boda no município de Kisumu e procurou sobretudo responder se existe uma associação significativa entre a operação de táxis boda-boda e a capacitação económica dos jovens. O estudo determinou especificamente a associação entre os táxis boda-boda e os rendimentos, o desenvolvimento empresarial, os activos e a segurança económica dos operadores de táxis boda-boda no município de Kisumu. O estudo foi realizado através de um inquérito transversal, numa amostra de 357 operadores de táxis boda-boda selecionados aleatoriamente no município de Kisumu. Os dados foram recolhidos pelo investigador utilizando questionários e métodos de entrevista e analisados utilizando técnicas de análise de regressão e apresentados em quadros e figuras. O estudo permitiu obter conclusões sobre a relação entre os táxis boda-boda e a emancipação económica e desenvolveu recomendações sobre os melhores modelos de utilização dos táxis boda-boda para melhorar a estabilidade económica dos operadores de táxis boda-boda no município.

1.7   Importância do estudo

Os resultados deste estudo poderão ser utilizados para desenvolver políticas e estratégias que orientem o governo do condado e o município em particular, nas suas prioridades em relação aos táxis boda-boda. Não existem políticas claras sobre os táxis boda-boda porque a sua ligação à capacitação económica não é clara. Este estudo deve fornecer essa informação e, assim, formar uma base para o desenvolvimento de políticas sólidas para orientar as operações dos táxis boda-boda na cidade. Atualmente, a força e a direção da associação entre os táxis boda-boda e a capacitação económica não são conhecidas, mesmo que exista uma associação. Este facto reduziu a capacidade de avançar com casos positivos relacionados com a boda-boda no município de Kisumu. Se a força real e a direção da associação forem conhecidas, a proporção de investimento em boda-boda e o volume de negócios económico esperado podem ser facilmente estimados: isto forneceria uma base válida para o planeamento. As organizações, como o YEF, que financiam programas de capacitação económica, poderiam examinar e prescrever rações adequadas de desembolsos de modo a atingir os níveis desejados de capacitação económica em qualquer altura. Com o efeito real do táxi boda-boda no empoderamento económico disponível, espera-se que a gestão das instituições financeiras que financiam o empreendimento boda-boda e todos os outros organismos envolvidos no empoderamento económico, incluindo as instituições de microfinanciamento, passem a basear as suas decisões sobre as actividades de boda-boda em factos comprovados por resultados de investigação, e não em tradições ou em mera autoridade. Isto deverá melhorar a gestão dos táxis boda-boda e dos operadores de táxis boda-boda em geral.

1.8 Justificação do estudo

Este estudo justifica-se pelo seu interesse para os próprios operadores de boda-boda. Deveria ser-lhes possível determinar a relação direta entre as suas operações e a sua capacitação económica. Se forem informados sobre os resultados e as recomendações deste estudo, poderão determinar o volume de investimento de trabalho que pode gerar os níveis desejados de desenvolvimento económico com base nos modelos gerados pelo estudo. Assim, e como resultado deste estudo, os operadores de boda-boda não devem operar no escuro. Como qualquer outra investigação, este estudo deverá produzir conhecimentos até agora indisponíveis, o que o tornará um material de referência útil para os decisores políticos do Ministério das Finanças, estudantes, gestores, leitores em geral e investigadores no domínio das microfinanças e da capacitação. Sendo o único estudo que se propõe investigar a relação entre a boda-boda e o empoderamento económico no município de Kisumu, este estudo produz novos conhecimentos sobre a relação entre a boda-boda e os activos, o desenvolvimento empresarial, o rendimento e a segurança económica dos operadores de táxi. Este estudo poderia servir de réplica para outros municípios e para o resto do Quénia com empresas de táxis boda-boda, bem como para determinar os níveis adequados de investimentos que poderiam garantir uma capacitação económica suficiente dos jovens.

1.9 Pressupostos básicos do estudo

O outros factores, incluindo, entre outros, as diferenças individuais e o nível de educação, também podem influenciar a capacitação económica dos operadores de boda-boda. No entanto, uma vez que a amostra foi selecionada através de um procedimento aleatório, a diferença individual e o nível de educação devem ser normalmente distribuídos pela amostra. Como tal, não se espera que influenciem de forma diferenciada a capacitação económica dos operadores de boda-boda. Por conseguinte, o estudo partiu do princípio de que as diferenças individuais e o nível de instrução, bem como outros factores externos desconhecidos e imaginados, não contribuíram de forma diferenciada para os operadores de táxi no município de Kisumu.

1.10 Limitações do estudo

A principal limitação deste estudo foi a sua localização no município de Kisumu. O negócio dos táxis boda-boda é agora um empreendimento nacional, ao passo que o impulso para a capacitação económica dos operadores de táxis boda-boda e de todos os outros é um fenómeno global. O estudo deveria ter abrangido, pelo menos, o município de Kisumu, de modo a aumentar a sua validade e generalização. Mas as restrições de tempo e outros recursos ditaram uma amostra mais pequena. A localização do estudo apenas no município de Kisumu poderia diminuir a sua validade e reduzir a sua generalização a outras áreas. O estudo deve ser facilmente generalizado a outras áreas para além do município de Kisumu e a extensão do estudo a outras áreas deve ser feita com precaução.

Capítulo 2

REVISÃO DA LITERATURA

2.1 Introdução

Este capítulo analisa a literatura relacionada com os operadores de táxis, com enfoque específico no conceito de táxi boda-boda como um produto de microfinanciamento, o conceito de táxi boda-boda e capacitação, e a ligação entre o táxi boda-boda e o desenvolvimento de negócios pelos operadores de boda-boda. O capítulo abrange igualmente o quadro teórico, o quadro concetual e o resumo da revisão da literatura.

2.2 O conceito de moto-táxi Boda-Boda

Um motociclo (também designado por mota, bicicleta ou ciclo) é um veículo motorizado de duas rodas de tração simples (Long, 2007). Os motociclos variam consideravelmente, dependendo da tarefa para a qual foram concebidos, como viagens de longa distância, navegação no trânsito urbano congestionado, esmagamento, desporto e corridas, ou condições todo-o-terreno. De acordo com Kresnak (2008), os motociclos são uma das formas de transporte motorizado mais acessíveis em muitas partes do mundo e, para a maioria da população mundial, são também o tipo de veículo motorizado mais comum. Existem cerca de 200 milhões de motociclos (incluindo ciclomotores, scooters, bicicletas motorizadas e outros veículos de duas e três rodas) em utilização em todo o mundo, ou seja, cerca de 33 motociclos por 1000 pessoas, em comparação com cerca de 590 milhões de automóveis, ou seja, cerca de 91 por 1000 pessoas. A maior parte dos motociclos (58%), excluindo o Japão, enquanto 33% dos automóveis (195 milhões) estão concentrados nos Estados Unidos e no Japão. A Índia, com um número estimado de 37 milhões de motociclos/ciclomotores, é o país com o maior número de veículos motorizados de duas rodas do mundo (Cato, 2003), onde são sobretudo utilizados como táxis (Youngblood, 2001).

De acordo com Squatriglia (2008) e O'Malley (2007), o motociclo é um veículo motorizado de duas rodas. A maioria dos países distingue entre ciclomotores de 49 cc e os veículos mais potentes e maiores (as scooters não contam como uma categoria separada). Mas, como acrescenta O'Malley (2007), muitas jurisdições incluem algumas formas de veículos de três rodas como motociclos. Atualmente, estão a ser utilizados para uma variedade de utilizações, incluindo transportes públicos como táxis. De Cet (2002) observa que, em muitas culturas, os motociclos são o principal meio de transporte motorizado. Salienta que em Taiwan, o número de automóveis por cada dez mil habitantes é de cerca de 2.500 e o número de motociclos é de cerca de 5.000, enquanto no Vietname, o tráfego motorizado consiste principalmente em motociclos devido à falta de transportes públicos e aos baixos níveis de rendimento que colocam os automóveis fora do alcance de muitos. Nos EUA, os registos aumentaram 51% entre 2000 e 2005, um aumento atribuído principalmente ao aumento dos preços dos combustíveis e ao congestionamento urbano (Squatriglia, 2008).

Um moto-táxi é um meio de transporte licenciado em muitos países que transporta um passageiro (mas por vezes dois ou mais), que viaja como passageiro, atrás do operador do motociclo (Carpenter, 2011). Em algumas cidades, os moto-táxis são o principal meio de transporte público (Foale, 2006). São geralmente muito mais baratos do que os outros táxis. No Reino Unido, a indústria de moto-táxis começou em 1990 e estabeleceu-se como um nicho de mercado, nunca passando de 12 motos, mas agora são licenciados pela Transport for London e pelo Publics Carriage Office, que também licenciam os táxis pretos de Londres (Barrionuevo, 2008). Nos Estados Unidos, um serviço de aluguer de motociclos começou na Califórnia e na cidade de Nova Iorque em 2011, mas, tal como o serviço da Dena, os passageiros aleatórios não os têm saudado. Na Tailândia, os moto-táxis são formas comuns de transporte público em Banguecoque e na maioria das outras cidades, vilas e aldeias (Patti, 2008), mas são geralmente utilizados para viagens curtas. Os mototáxis são também um meio de transporte comum na Indonésia (Cossalter, 2006). Vulgarmente designados por ojek, estão presentes na maior parte das zonas do país, desde as metrópoles, onde os engarrafamentos de trânsito proíbem outras formas de transporte, até às zonas mais remotas, onde os veículos de quatro rodas não podem circular (Hiroko, 2008). Em todo o mundo, a disponibilidade de motociclos baratos da Honda, Yamaha e Suzuki e de alguns importados chineses mais baratos combinou-se com a facilidade de obtenção de cartas de condução e esquemas de crédito e resultou no crescimento significativo dos mototáxis em todo o mundo.

Nos últimos anos, tem havido um aumento maciço do número de moto-táxis em África. Na Libéria, onde havia apenas algumas motos na estrada, está agora coberta por milhares de "peen peen's", os moto-táxis locais (Shuhei, 2006). Na África do Sul, o moto-táxi é carinhosamente chamado "okada" (Carpenter, 2011). No Sul do Sudão, a nova *"Guerra Senke"* está a aumentar o número de acidentes/mortes na estrada. No entanto, continua a ser uma forma divertida de se deslocar e de criar oportunidades de negócio para as pessoas, sendo um modo de transporte popular (Lienhard, 2005). Em todo o mundo, particularmente em África, os motociclos oferecem oportunidades a muitos jovens para terem um emprego remunerado, aumentando assim a sua autonomia económica. E como o tráfego continua a piorar, os moto-táxis estão a aumentar a sua popularidade. A sua capacidade de vencer o tráfego intenso nas cidades tornou-os um dos modos de transporte mais eficazes (Shuhei, 2006).

Também conhecido como Poda-Poda em algumas partes de África, o boda-boda era originalmente um táxi de bicicleta. Os táxis boda-boda fazem parte da cultura africana das bicicletas, que começou nos anos 60 e 70 e continua a espalhar-se da sua origem na fronteira entre o Quénia e o Uganda para outras regiões. O nome teve origem na necessidade de transportar pessoas através da "terra de ninguém" entre os postos fronteiriços sem a burocracia inerente à utilização de veículos a motor para atravessar a fronteira internacional. Isto começou na cidade fronteiriça de Busia (Quénia/Uganda), a sul, onde há mais de 800 metros entre os portões, e rapidamente se espalhou para a cidade fronteiriça de Malaba (Quénia), a norte (Cato, 2003; de Cet, 2002). Embora a bicicleta boda-boda continue a espalhar-se por outras zonas, na sua área de origem, especialmente nas cidades do Quénia e do Uganda, as bicicletas são cada vez mais substituídas por motociclos. Os moto-táxis também adoptaram o nome boda-boda. Em 2004, estimava-se que mais de 200 000 homens no Uganda trabalhavam como boda-boda de bicicleta e já quase 90 000 como boda-boda de mota motorizada (de Cet, 2002).

Os táxis boda-boda são agora uma empresa em rápido crescimento no Quénia, com boda-bodas encontrados literalmente em todas as cidades do Quénia. Só na cidade de Kisumu existem mais de 5000 operadores de táxis boda-boda combinados com motos e bicicletas (Walker, 2012), o que indica que a indústria está a tornar-se muito mais forte. Como refere The Economist (2011), os boda-boda servem principalmente as principais zonas urbanas, onde competem com os táxis convencionais e os matatu's, e como alimentadores das zonas urbanas em rotas que, devido à baixa densidade da procura ou à rugosidade do percurso, não são atractivas para os matatus. Também servem de ligação às estradas principais, função em que tendem a complementar os serviços de matatu e de autocarro. Maino (2012) salienta que as boda-boda representam agora uma inovação significativa na melhoria da mobilidade que parece beneficiar principalmente os utilizadores com baixos rendimentos. A sua capacidade de prestar serviços em áreas onde a densidade da procura é insuficiente para sustentar os transportadores motorizados é particularmente notável, assim como a geração de emprego e as ligações económicas a montante e a jusante resultantes da sua operação. E, tal como acontece com os matatu, tende a haver um excedente de operadores em relação aos veículos, com muitos a trabalharem por turnos ou como condutores e organizadores de substituição (a tempo parcial). Esta distribuição dos benefícios do emprego é uma das caraterísticas do sector dos serviços de transporte informal (Banco Mundial, 1994). É na capacidade dos boda-bodas criarem emprego que reside a sua capacidade de capacitar economicamente os operadores de táxis.

2.3 O conceito de capacitação dos operadores de Boda-Boda

O termo empowerment encontra-se nos domínios da educação, do trabalho social, da psicologia, da política e do desenvolvimento comunitário e no trabalho de organizações feministas e de desenvolvimento (Elson, 2003); é entendido de várias formas devido à sua utilização generalizada (Mikkola, 2005). De acordo com Elson (2003), o empoderamento é tanto uma participação económica como uma oportunidade económica. Elson (2013) salienta que a participação económica quantitativa dos jovens na força de trabalho é importante não só para reduzir os níveis desproporcionados de pobreza entre os jovens, mas também para aumentar o rendimento das famílias e incentivar o desenvolvimento económico de um país como um todo.

De acordo com Financial Setor Development (2007) e Mikkola (2005), a capacitação económica diz respeito a alterações nas taxas de emprego ou desemprego; alterações na utilização do tempo em actividades selecionadas e diferenças salariais entre jovens e homens. De acordo com Mikkola (2005), o empoderamento económico descreve as mudanças na percentagem de propriedades detidas e controladas por jovens e homens, a despesa média dos agregados familiares femininos ou masculinos em educação ou saúde e a capacidade de fazer pequenas ou grandes compras de forma independente. Também descreve a percentagem de crédito disponível e os serviços de apoio financeiro e técnico destinados aos jovens. Por conseguinte, uma mulher é economicamente capacitada se e quando tem um emprego remunerado (ou um rendimento), pode mudar o tempo utilizado em actividades selecionadas, possui e controla livremente a terra, as casas e o gado (tem activos), é instruída, tem acesso a créditos e quando pode fazer pequenas ou grandes compras de forma independente (tem segurança económica). Assim, o rendimento, o desenvolvimento empresarial, os activos e a segurança económica foram os factores determinantes da capacitação económica dos operadores de táxi neste estudo. Estas são as variáveis que se espera que a tributação da boda-boda influencie positivamente no esforço para capacitar economicamente os jovens.

Nos Estados Unidos, a capacitação económica ocorre nos lares, nas escolas, através de organizações de jovens, da elaboração de políticas governamentais e de campanhas de organização comunitária (Fletcher, 2005), através da tomada de decisões comunitárias, do planeamento organizacional e de reformas educativas (Smith, 2002). O Grameen Bank, lançado pelo Professor Yunus no Bangladesh em 1996, concede pequenos empréstimos aos pobres do município com o objetivo de os capacitar economicamente (Yunus, 2006). Na Índia, organizações como a Self-Employed Youth Association (SEWA) e outras com origens e filiações nos movimentos laborais e juvenis indianos identificaram o crédito como um dos principais constrangimentos no seu trabalho com os jovens trabalhadores do sector informal. O problema do acesso dos jovens ao crédito foi objeto de uma atenção especial na primeira Conferência Internacional da Juventude, realizada no México em 1975, no quadro da tomada de consciência da importância do papel produtivo dos jovens, tanto para as economias nacionais como para os direitos dos jovens. Isto levou à criação da rede Youth's World Banking e à produção de manuais para a concessão de crédito aos jovens. Outras organizações de jovens de todo o mundo criaram componentes de crédito e de poupança, quer como forma de aumentar os rendimentos dos jovens, quer como forma de os reunir para abordar questões de género mais vastas. A partir de meados da década de 1980, registou-se uma proliferação de programas de crédito patrocinados por doadores, governos e ONG, na sequência da Conferência da Juventude de Nairobi de 1985 (Mayoux, 1995a).

Na Nigéria, a Country Youth Association of Nigeria (COWAN) concede crédito a jovens que normalmente não o obteriam e, ao fazê-lo, melhora o seu estatuto económico e ajuda a eliminar a pobreza (Iheduru, 2002). Segundo (Iheduru, 2002), a evolução recente em África e noutros países em desenvolvimento reforça a ideia de que as estruturas de microcrédito são essenciais para o desenvolvimento dos municípios. Com a ajuda de financiamento externo de organizações bilaterais e multilaterais, a maioria dos países africanos, incluindo a Nigéria, adoptou o microempresariado como uma abordagem alternativa ao desenvolvimento. A intenção é contornar os funcionários públicos corruptos, disponibilizar crédito diretamente aos pobres e, assim, manter a sua autossuficiência. No caso particular da Nigéria, os programas de microfinanças fundados em bases conceptuais sólidas e canalizados através de bancos municipais falharam devido a uma gestão deficiente (Iheduru, 2002). A COWAN foi fundada em 1982 como uma ONG e enquadra-se no modelo de emissão que tem semelhanças com o modelo do Grameen Bank. A sua clientela é constituída por jovens pobres das autarquias e das zonas urbanas, através de cooperativas e não de adesões individuais.

Em 1997, a organização contava com 178.000 membros pertencentes a cerca de 35.000 sociedades cooperativas em atividade, o que representa um grande avanço em relação às seis organizações cooperativas membros da sua fundação. O principal objetivo da organização é promover o bem-estar dos operadores de táxis boda-boda, de modo a contribuírem para a tomada de decisões agrícolas e económicas para o desenvolvimento total das capacidades dos jovens, a fim de contribuírem para a autossuficiência e o desenvolvimento sustentável. Do mesmo modo, os objectivos específicos são: capacitar os jovens a nível económico, social e político e, assim, promover o desenvolvimento sustentável; promover a participação popular e a abordagem ascendente na tomada de decisões; desenvolver competências, melhorar os conhecimentos, promover a cultura e a consulta no processo de decisão; dar aos jovens dos municípios pobres um sentimento de pertença e a oportunidade de beneficiarem e contribuírem para o desenvolvimento da Nigéria; e dar aos operadores de táxi boda-boda um conhecimento sólido da tecnologia, tradição e cultura locais que sejam sustentáveis para o desenvolvimento económico (Iheduru, 2002).

Aghion e Morduch (2005) observam que, devido ao valor da capacitação económica, os programas de microcrédito dirigidos aos jovens tornaram-se populares entre os doadores e as organizações não governamentais nos últimos anos. Elson (2013) observa ainda que a mudança nas políticas de desenvolvimento, do foco no papel dos jovens na produção como meio para um desenvolvimento mais eficiente para a abordagem da capacitação económica através da organização dos jovens para uma maior autossuficiência, exigiu uma mudança nas políticas para o reforço do papel económico dos jovens. O enfoque passou da concessão de subsídios para a assistência financeira aos jovens, através da criação de regimes de crédito especiais que ligam os jovens ao sector bancário formal e os integram no desenvolvimento geral (Von Bulow *et al*, 1995). Atualmente, a maioria dos programas de crédito para jovens segue o modelo do Grameen Bank, em que os problemas dos elevados custos administrativos e da falta de garantias dos pequenos mutuários são ultrapassados através da criação de grupos solidários de mutuários baseados na responsabilidade conjunta (Yunus, 2003). Os táxis boda-boda são uma das áreas em que os jovens são incentivados e ajudados a contrair empréstimos a taxas acessíveis, como forma de os capacitar economicamente. Esta é uma das áreas em que o fundo de empresas para jovens se tem concentrado. No entanto, a influência real do táxi boda-boda na capacitação económica, particularmente no distrito de Kisumu, não foi determinada empiricamente, apesar do grande número de operadores de táxi boda-boda na cidade. É este o objetivo do presente estudo.

2.4   Táxi Boda-Boda e capacitação de empresários

A capacitação refere-se ao aumento da força espiritual, política, social ou económica dos indivíduos e das comunidades. Muitas vezes, implica que os capacitados desenvolvam confiança nas suas próprias capacidades (Blanchard, John & Alan, 1996). De acordo com Judi (2010), o empowerment abrange um vasto panorama de significados, interpretações, definições e disciplinas que vão desde a psicologia e a filosofia até à indústria de autoajuda altamente comercializada e às ciências da motivação. Judi (2010) concorda com Blanchard et al. (1996) no que respeita ao empowerment sociológico. Argumentam que o empoderamento sociológico se dirige frequentemente a membros de grupos que os processos de discriminação social excluíram dos processos de tomada de decisões através de - por exemplo - discriminação com base na deficiência, raça, etnia, religião ou género. Mas, como refere Judi, a capacitação como metodologia é frequentemente associada ao feminismo.

O empoderamento é o processo de obtenção de oportunidades básicas para pessoas marginalizadas, quer diretamente por essas pessoas, quer através da ajuda de outras não marginalizadas que partilham o seu próprio acesso a essas oportunidades (Blanchard et al., 1996; Judi, 2007; Stewart, 1994). Também inclui impedir ativamente as tentativas de negar essas oportunidades (Judi, 2007). O empoderamento também inclui o incentivo e o desenvolvimento de competências para a autossuficiência, com o objetivo de eliminar a necessidade futura de caridade ou assistência social nos indivíduos do grupo. Stewart (1994) observa que este processo pode ser difícil de iniciar e de implementar eficazmente, mas há muitos exemplos de projectos de capacitação que foram bem sucedidos.

Thomas e Velthouse (1990) e Wilkinson (1998) concordam que a capacitação dos jovens, também chamada capacitação de género, se tornou um tópico significativo de discussão no que diz respeito ao desenvolvimento e à economia. Defendem que a capacitação é uma das principais preocupações processuais quando se abordam os direitos humanos e o desenvolvimento. A Abordagem do Desenvolvimento Humano e das Capacidades, os Objectivos de Desenvolvimento do Milénio e outras abordagens/objectivos credíveis apontam para a capacitação e a participação como um passo necessário para que um país possa ultrapassar os obstáculos associados à pobreza e ao desenvolvimento (Wilkinson, 1998). Judi (2007) concorda com Thomas e Velthouse (1990) e Wilkinson (1998) sobre a questão do empoderamento económico e salienta ainda que, quando os jovens têm empoderamento económico, é uma forma de os outros os verem como membros iguais da sociedade. Deste modo, ganham mais auto-respeito e confiança através das suas contribuições para as suas comunidades.

Durante muito tempo, a maioria dos jovens de todo o mundo dependeu do sector do trabalho informal para obter um rendimento (Judi, 2007; Stewart, 1994). Mas, como Judi argumenta, se os jovens fossem capacitados para fazer mais e ser mais, a possibilidade de crescimento económico torna-se evidente, porque a eliminação de metade da força de trabalho de uma nação com base apenas no género pode ter efeitos prejudiciais na economia dessa nação. Para além disso, como Wilkinson (1998) também argumenta, a participação feminina em conselhos, grupos e empresas aumenta a eficiência. Um estudo concluiu que as empresas com mais jovens no conselho de administração têm retornos financeiros significativamente mais elevados, incluindo retornos sobre o capital próprio 5% mais elevados, retornos sobre as vendas 24% mais elevados e retornos sobre o capital investido 67% mais elevados (OCDE, 2008). Isto mostra o impacto que os jovens podem ter nos benefícios económicos globais de uma empresa. Se for implementada a uma escala global, a inclusão dos jovens na força de trabalho formal pode aumentar a produção económica de uma nação.

Judi (2007) argumenta que muitas das barreiras ao empoderamento económico e à equidade estão enraizadas nas culturas de certas nações e sociedades. Ela observa que muitos jovens sentem essas pressões, enquanto outros se habituaram a ser tratados como inferiores aos homens. Afirma ainda que, mesmo que os homens estejam conscientes dos benefícios que o empoderamento económico e a participação podem ter, muitos têm medo de perturbar o status quo e continuam a deixar que as normas sociais interfiram no desenvolvimento. Por conseguinte, deve existir um processo que permita aos jovens aceder plenamente ao poder, à autoridade e à influência pessoais ou colectivas, e utilizar essa força quando se envolvem com outras pessoas, instituições ou com a sociedade. De acordo com Blanchard et al. (1996), o empoderamento não é dar poder aos jovens; os jovens já têm muito poder, na riqueza do seu conhecimento e motivação, para fazer o seu trabalho de forma magnífica. Em vez disso, o empowerment consiste em libertar esse poder (Blanchard et al., 1996), para encorajar os jovens a adquirirem as competências e os conhecimentos que lhes permitirão ultrapassar os obstáculos na vida ou no ambiente de trabalho e, em última análise, ajudá-los a desenvolverem-se dentro de si próprios ou na sociedade.

De acordo com Blanchard et al. (1996), Judi (2007) e Wilkinson (1998), o empowerment inclui a capacidade de tomar decisões sobre circunstâncias pessoais/colectivas; a capacidade de aceder a informações e recursos para a tomada de decisões; a capacidade de considerar um leque de opções entre as quais escolher (não apenas sim/não, ou/ou.); e a capacidade de exercer assertividade na tomada de decisões colectivas. Também implica ter um pensamento positivo sobre a capacidade de fazer mudanças; e a capacidade de aprender e aceder a competências para melhorar a situação pessoal/colectiva. Para além disso, o empoderamento implica a capacidade de informar as percepções dos outros através do intercâmbio, da educação e do envolvimento, envolvendo-se no processo de crescimento e de mudança que não tem fim e é auto-iniciado; aumentando a autoimagem positiva e superando o estigma; e aumentando a capacidade de pensamento discreto para distinguir o certo do errado.

2.4.1 Operadores de táxis Boda-Boda e, rendimentos e activos

A etimologia de um investimento está relacionada com o estado de estar ocupado, quer como indivíduo quer como sociedade no seu todo, a fazer um trabalho comercialmente viável e lucrativo (Hamowy, Kuznicki & Steelman, 2008). Mas, de acordo com Hasnas (2005), o termo negócio tem pelo menos três usos, dependendo do âmbito; um uso singular descrito acima para significar uma empresa ou corporação particular, o uso generalizado para se referir a um sector de mercado particular, como o negócio da música e formas compostas como o agronegócio, ou o significado mais amplo para incluir toda a atividade da comunidade de fornecedores de bens e serviços. No entanto, a definição exacta de empresa, como muitas outras na filosofia da empresa, é uma questão de debate e de complexidade de significados. Para efeitos do presente estudo, um investimento é definido como uma organização que fornece bens e serviços a outros que os querem ou necessitam.

Embora a ética empresarial tenha surgido como um domínio na década de 1970, Robertson (2005) e Singer (2000) salientam que a ética empresarial internacional só surgiu no final da década de 1990. Muitas questões práticas novas surgiram do contexto internacional dos negócios, embora questões teóricas como a relatividade cultural dos valores éticos recebam mais ênfase neste domínio (Jones & Parker et al., 2005). Robertson (2005) e Singer

(2000) identificam as questões e os subcampos como a procura de valores universais como base para o comportamento comercial internacional; a comparação das tradições éticas empresariais em diferentes países; a comparação das tradições éticas empresariais de várias perspectivas religiosas e as questões éticas decorrentes de transacções comerciais internacionais, tais como a bioprospecção e a biopirataria na indústria farmacêutica; o movimento do comércio justo; os preços de transferência. Além disso, referem que aborda questões de globalização e imperialismo cultural; normas globais variáveis (por exemplo, a utilização de trabalho infantil); a forma como as multinacionais tiram partido das diferenças internacionais, como a externalização da produção (por exemplo, vestuário) e dos serviços (por exemplo, centros de atendimento telefónico) para países com baixos salários, e a permissibilidade do comércio internacional com Estados párias (Robertson, 2005; Singer, 2000).

Cullather e Gleijeses (2006), e Elliott e Turnbull (2005) salientam que o sucesso de qualquer empresa depende do seu desempenho financeiro, e a contabilidade financeira ajuda a gestão a comunicar e também a controlar o desempenho da empresa. Pinnington et al. (2007) concordam com Cullather e Gleijeses (2006) e Elliott e Turnbull (2005) quando afirmam que a informação relativa ao desempenho financeiro de um investimento desempenha um papel importante para permitir que as pessoas tomem decisões corretas sobre a empresa. Por conseguinte, torna-se necessário compreender como registar com base em convenções e conceitos contabilísticos para garantir registos corretos e precisos. Este é também um requisito do YEF para todos os membros que beneficiaram do fundo.

É de salientar aqui que a ética empresarial é um terreno contestado. Há autores que defendem que a ética é irrelevante no domínio dos negócios (Cullather & Gleijeses, 2006), e que só tem um dever: maximizar os lucros de uma empresa. Elliott e Turnbull (2005) também defendem que um investimento não pode ter responsabilidades sociais. Singer (2000), ao citar Drucker, observou que não existe nem é necessária uma ética empresarial separada. No entanto, Peter Drucker, noutra ocasião, observou que a responsabilidade final dos diretores das empresas é, acima de tudo, não causar danos - primum non nocere (Robertson, 2005). A posição ideológica de excluir as empresas das obrigações éticas é contestada. A ética empresarial é um terreno contestado não só porque pessoas célebres no domínio da economia e dos negócios questionaram a relevância da ética nos negócios, mas também porque o que é apresentado em nome da ética ou é senso comum sentimental, ou um conjunto de desculpas para ser desagradável. Como Robertson (2005) observa, o que é apresentado como ética em muitos dos manuais e livros de ética empresarial são apenas respostas prematuras a perguntas que parecem ser respostas ou meros exercícios de preenchimento de formulários de procedimentos, sem qualquer preocupação com os verdadeiros dilemas éticos.

O Central Bureau of Statistic (1999), ao realizar o inquérito de base nacional às micro e pequenas empresas, investigou a capacidade dos jovens para se envolverem em investimentos comerciais. No entanto, tal como a maioria dos estudos que se aventuraram nesta área, o Central Bureau of Statistic (1999) centrou-se nos jovens de classe alta, com riqueza política e educação superior. Como tal, estas conclusões, embora relevantes para a juventude em geral, não são aplicáveis aos jovens da base. A mesma situação se verifica com

Gakure (2003), que investigou os factores que afectam o crescimento e as perspectivas dos jovens no Quénia. Tal como o Central Bureau of Statistic, Gakure (2003) centrou-se na juventude urbana e bem formada, em detrimento da juventude local. Este estudo procura estabelecer o investimento comercial em infra-estruturas dos jovens e a sua relação com a sua capacitação económica na base.

4.2.2 Operadores de táxi Boda-Boda e desenvolvimento de negócios

O desenvolvimento de negócios compreende um conjunto de tarefas e processos que têm geralmente como objetivo desenvolver e implementar oportunidades de crescimento entre várias organizações. É um subconjunto dos domínios dos negócios, do comércio e da teoria organizacional (Deloitte, 2011). De acordo com a Economist Intelligence Unit (2012), o desenvolvimento de negócios é a criação de valor a longo prazo para uma organização a partir de clientes, mercados e relacionamentos. A FAO (2010) salienta que, no limitado trabalho académico disponível sobre o assunto, o desenvolvimento empresarial é conceptualizado como ou relacionado com projectos discretos, modos específicos de crescimento e unidades, actividades e práticas organizacionais. O BIT (2010) integra estas diferentes perspectivas com as percepções dos presidentes e diretores executivos, dos técnicos superiores de desenvolvimento empresarial e dos investidores de capital de risco de empresas de alta tecnologia bem sucedidas da Europa, da América do Norte e da Índia numa construção geral. Nesta perspetiva, o desenvolvimento empresarial refere-se às tarefas e processos relativos à preparação analítica de potenciais oportunidades de crescimento, ao apoio e ao acompanhamento da implementação de oportunidades de crescimento, mas não inclui decisões sobre a estratégia e a implementação de oportunidades de crescimento.

Estas tarefas e processos são executados por "promotores de negócios". Dada a natureza das actividades de desenvolvimento empresarial, a função de desenvolvimento empresarial é normalmente organizada como uma função de pessoal. O termo desenvolvimento empresarial e o seu interveniente, o business developer, evoluíram para muitas utilizações e aplicações. Hoje em dia, as aplicações do desenvolvimento empresarial e as tarefas do criador de negócios em vários sectores e países abrangem tudo, desde programadores de TI, engenheiros especializados, marketing avançado ou actividades de gestão de contas-chave, e vendas e desenvolvimento de relações para clientes actuais e potenciais. O desenvolvimento empresarial teve as suas origens na Revolução Industrial (International Finance Corporation et al, 2011).

O promotor de negócios ocupa-se da preparação analítica de potenciais oportunidades de crescimento para a gestão de topo ou para o conselho de administração, bem como do apoio e acompanhamento subsequentes da sua implementação (International Finance Corporation, 2012). Como refere a OCDE (2011a), tanto na fase de desenvolvimento como na fase de implementação, o business developer colabora e integra o conhecimento e o feedback das funções especializadas da organização, por exemplo, investigação e desenvolvimento, produção, marketing e vendas, para garantir que a organização é capaz de implementar a oportunidade de crescimento com sucesso. A OCDE (2011b) argumenta ainda que as ferramentas dos criadores de empresas para abordar as tarefas de desenvolvimento empresarial são o modelo empresarial que responde - como é que ganhamos dinheiro" e o seu apoio analítico e roteiro para a implementação, o plano empresarial.

O pipeline refere-se ao fluxo de potenciais clientes que uma empresa começou a desenvolver. A equipa de desenvolvimento de negócios atribui a cada cliente potencial no pipeline uma percentagem de probabilidade de sucesso, com volumes de vendas projectados em anexo (OCDE, 2012). Os planeadores podem utilizar a média ponderada de todos os potenciais clientes no pipeline para projetar o pessoal para gerir a nova atividade quando finalizada (SIDA, 2009). O PNUD (2008) acrescenta que, por vezes, os especialistas em desenvolvimento empresarial gerem e analisam os dados para produzir informações sobre a gestão das vendas, que podem incluir os motivos das vitórias/derrotas, o progresso das oportunidades em relação ao processo de vendas, os vendedores/canais de vendas com melhor desempenho e as vendas de serviços/produtos

O PNUD (2012) e a ONU (2009) concordam que, para empresas maiores e bem estabelecidas, especialmente em sectores relacionados com a tecnologia, o termo desenvolvimento empresarial refere-se frequentemente à criação e gestão de relações estratégicas e alianças com outras empresas terceiras. O PNUD (2012) acrescenta que, nestes casos, as empresas podem tirar partido dos conhecimentos, tecnologias ou outra propriedade intelectual de cada uma para expandir as suas capacidades de identificação, investigação, análise e introdução no mercado de novas empresas e novos produtos.

O desenvolvimento empresarial é a criação de valor a longo prazo para uma organização a partir de clientes, mercados e relações. O valor é o dinheiro, a força vital de qualquer empresa (mas também pode ser o acesso, o prestígio ou qualquer outra coisa que uma empresa procure para crescer) (ONU, 2009). Como observa o Banco Mundial (2012), mas o desenvolvimento empresarial não se trata de esquemas de enriquecimento rápido e de tácticas do tipo "eu ganho e tu perdes" que criam um valor que se vai amanhã tão facilmente como veio hoje. A ONU (2009) indica que se trata de criar oportunidades para que esse valor persista a longo prazo, para manter as comportas abertas de modo a que o valor possa fluir indefinidamente. Pensar no desenvolvimento empresarial como um meio de criar valor a longo prazo é a única forma verdadeira de conseguir fazer crescer uma organização de forma consistente. Os clientes pagam as contas: São as pessoas que lhe pagam os produtos e serviços e, sem elas, não terá qualquer negócio para desenvolver. Mas nem toda a gente é um cliente natural para uma empresa (Banco Mundial, 2012).

Uma forma de compreender os mercados é através da geografia - se eu apenas me concentrar em vender na área "A", mas o cliente residir na área "B", então não está atualmente disponível para mim como cliente, uma vez que não chego ao mercado europeu (Fórum Económico Mundial, 2012). O Fórum Económico Mundial (2012) refere que os clientes também "vivem" em mercados que são definidos pela sua demografia, estilos de vida e mentalidade de compra. A identificação de oportunidades para chegar a novos clientes através da entrada em novos mercados é uma porta importante para desbloquear o valor a longo prazo. A questão das relações é também crucial. Tal como os planetas e as estrelas dependem da gravidade para os manter em órbita, qualquer esforço de desenvolvimento empresarial bem sucedido assenta numa base subjacente de relações fortes (Deloitte, 2011). O Fórum

Económico Mundial (2012) salienta que a construção, a gestão e o aproveitamento de relações baseadas na confiança, no respeito e na apreciação mútua do valor de cada um é fundamental para permitir o fluxo de valor a longo prazo. A SIDA (2009) também concorda que as relações com parceiros, clientes, funcionários, imprensa, etc. são fundamentais para o sucesso de qualquer esforço de desenvolvimento empresarial e, como tal, exigem um lugar de destaque em qualquer definição abrangente do termo.

4.2.3 Os operadores de táxi Boda-Boda e a segurança económica

A segurança económica ou segurança financeira é a condição de dispor de um rendimento estável ou de outros recursos que permitam manter um nível de vida atual e num futuro previsível. Inclui a solvência provável e contínua, a previsibilidade do fluxo de caixa futuro de uma pessoa ou de outra entidade económica, como um país, e a segurança do emprego ou segurança no emprego. A segurança financeira refere-se mais frequentemente à gestão do dinheiro e às poupanças individuais e familiares (Deloitte, 2011). A Economist Intelligence Unit (2012) salienta que a segurança económica tende a incluir o efeito mais amplo dos níveis de produção de uma sociedade e o apoio monetário aos cidadãos que não trabalham.

A segurança económica individual é indicada pelo rendimento e nível e segurança de emprego das famílias ou organizações (Deloitte, 2011). É um instrumento financeiro que representa uma posição de propriedade numa empresa de capital aberto (acções), uma relação credora com um organismo governamental ou uma empresa (obrigações), ou direitos de propriedade representados por uma opção (Economist Intelligence Unit, 2012). Um título é um instrumento financeiro fungível e negociável que representa algum tipo de valor financeiro (SIDA, 2009). Os títulos são normalmente divididos em títulos de dívida e acções (International Finance Corporation et al, 2011). Um título de dívida é um tipo de título que representa dinheiro emprestado que deve ser reembolsado, com termos que definem o montante emprestado, a taxa de juro e a data de vencimento/renovação. Os títulos de dívida incluem obrigações do Estado e de empresas, certificados de depósito, acções preferenciais e títulos com garantia (International Finance Corporation, 2012). As acções representam os direitos de propriedade detidos pelos acionistas de uma empresa, como as acções. Ao contrário dos detentores de títulos de dívida, que geralmente recebem apenas juros e o reembolso do capital, os detentores de títulos de capital podem beneficiar de mais-valias (Banco Mundial, 2012).

A saúde, a segurança, a educação e o bem-estar das crianças dependem, em grande medida, da capacidade da família para fazer face às despesas. Segurança económica significa ter rendimentos suficientes para satisfazer as necessidades básicas e reservas suficientes para estar protegido contra crises financeiras inesperadas (Fórum Económico Mundial, 2012). Durante décadas, as famílias com rendimentos mais baixos enfrentaram a estagnação ou o declínio dos salários, o aumento dos custos e a crescente instabilidade e incerteza económicas. Embora a economia tenha crescido e a produtividade aumentado no período de recuperação entre a recessão de 2001 e a Grande Recessão (2008 a 2010), os salários dos 50% dos trabalhadores com salários mais baixos estagnaram ou diminuíram. O resultado é que os trabalhadores da metade inferior do espetro de rendimentos entraram na recessão mais grave desde a Grande Depressão em pior situação económica do que quando entraram na recessão mais branda de 2001. Em resultado da Grande Recessão, a desigualdade de rendimentos agravou-se (Fórum Económico Mundial, 2012).

A segurança económica é composta pela segurança social básica, definida pelo acesso a infra-estruturas de necessidades básicas relacionadas com a saúde, a educação, a habitação, a informação e a proteção social, bem como pela segurança relacionada com o trabalho (Deloitte, 2011). A Economist Intelligence Unit (2012) delineia sete componentes da segurança relacionada com o trabalho. Embora todas as sete dimensões sejam importantes, duas são essenciais para a segurança básica: a segurança dos rendimentos e a segurança da representação vocal. Segurança básica significa limitar o impacto das incertezas e dos riscos que as pessoas enfrentam diariamente e, ao mesmo tempo, proporcionar um ambiente social em que as pessoas possam pertencer a uma série de comunidades, ter uma oportunidade justa de exercer uma profissão escolhida e desenvolver as suas capacidades através daquilo a que a OIT (2012) chama trabalho digno.

A segurança do rendimento denota um rendimento adequado real, percebido e esperado, quer ganho quer sob a forma de segurança social e outras prestações. Engloba o nível de rendimento (absoluto e relativo às necessidades), a garantia de recebimento, a expetativa de rendimento atual e futuro, tanto durante a vida ativa como na velhice ou na reforma por invalidez (Economist Intelligence Unit, 2012). Os mecanismos clássicos de proteção da segurança dos rendimentos incluem um mecanismo de salário mínimo, indexação salarial, segurança social abrangente e tributação progressiva. A segurança da representação refere-se tanto à representação individual como à representação colectiva (Banco Mundial, 2012). De acordo com o Fórum Económico Mundial (2012), a representação individual diz respeito aos direitos individuais consagrados nas leis, bem como ao acesso dos indivíduos às instituições. A representação colectiva significa o direito de qualquer indivíduo ou grupo a ser representado por um organismo que pode negociar em seu nome e que é suficientemente grande, suficientemente independente e suficientemente competente para o fazer (Banco Mundial, 2012).

A segurança do mercado de trabalho surge quando existem amplas oportunidades para actividades remuneradas adequadas. Tem uma componente estrutural, na medida em que representa os tipos e a quantidade de oportunidades. Além disso, tem uma vertente cognitiva, na medida em que também inclui expectativas de que as oportunidades são ou virão a ser adequadas. As políticas destinadas a reforçar esta forma de segurança incluíram políticas macroeconómicas orientadas para o pleno emprego, a criação de agências de emprego e outros serviços de colocação. A segurança do emprego é a proteção contra a perda de um trabalho remunerado. Para os trabalhadores assalariados, a segurança do emprego existe nas organizações e nos países onde há uma forte proteção contra o despedimento injusto ou arbitrário e onde os trabalhadores podem recorrer do despedimento injusto. Para os trabalhadores independentes, significa proteção contra a perda súbita de trabalho independente e/ou falência da empresa. As formas típicas de reforçar a segurança do emprego têm sido a proteção contra o despedimento arbitrário, a regulamentação da contratação e do despedimento e a imposição de custos aos empregadores em caso de incumprimento das regras.

Segurança económica significa não apenas estar acima do limiar de pobreza "oficial", mas ter dinheiro suficiente para construir um futuro mais estável e próspero. Para estarem verdadeiramente seguras do ponto de vista económico e deixarem definitivamente a pobreza, as pessoas precisam de dinheiro suficiente para poderem pagar as despesas básicas, como a renda, a alimentação, os cuidados infantis, os cuidados de saúde, os transportes e os impostos, e de dinheiro suficiente para desenvolverem poupanças e activos (OCDE, 2011b). A medida normalmente utilizada para avaliar se as pessoas têm dinheiro suficiente para viver é o limiar de pobreza - uma métrica desactualizada desenvolvida em 1964. O limiar de pobreza é calculado utilizando apenas o custo da alimentação, que se presume ser um terço do orçamento de um agregado familiar. Não tem em conta outros custos críticos, como a habitação ou os cuidados infantis, e não varia com base na geografia ou na idade das crianças do agregado familiar. Para uma família de quatro pessoas - quer vivam num mercado de custos elevados ou num mercado mais acessível - o limiar de pobreza é de 22 050 dólares em rendimentos anuais do agregado familiar (PNUD, 2008). Uma medida mais realista de adequação salarial é a Norma de Auto-Suficiência Económica Familiar (ou Norma). A Norma é uma medida abrangente de quanto custa viver para as famílias trabalhadoras, ajustada às diferenças regionais de preços e às idades das crianças no agregado familiar (Banco Mundial, 2012).

2.5   Quadros de investigação
2.5.1   Quadro concetual
Este estudo foi orientado pela teoria do caos dos sistemas de transporte desenvolvida por Lorenz em 1993 para utilização em aplicações de transporte. A teoria do caos é utilizada para analisar sistemas altamente complexos, pelo que pode ser útil para aplicações no sector dos transportes. Essencialmente, o caos é um comportamento não linear que existe entre os domínios do periódico e do aleatório. Assim, a teoria do caos é naturalmente aplicável aos sistemas de transporte, mesmo que existam poucas provas convincentes no mundo real. O negócio dos táxis Boda-boda é um sistema não linear em que uma pequena alteração num aspeto pode ter uma alteração significativa noutro aspeto e, ao mesmo tempo, uma alteração significativa noutro aspeto pode ter apenas alterações mínimas noutro. Mas também foi selecionado por ter sido utilizado no passado para estudar sistemas de transporte. Prigogine e Herman (1971), Isbro e Frame (1990) e Van Zuylen et al. (1999) utilizaram a teoria do caos para estudar diferentes aspectos do planeamento e da previsão dos transportes. A adoção da teoria do caos neste estudo baseou-se, portanto, no facto de ter sido amplamente utilizada para estudar sistemas de transporte noutras áreas e de o táxi boda-boda ser, na sua essência, um sistema de transporte.

Tal como adoptada neste estudo, a teoria do caos dos transportes sustenta que os operadores de boda-boda no município de Kisumu necessitam de capital próprio fornecido por eles próprios e de capital social recolhido junto do público e de instituições de pessoas com consciência social. A teoria sustenta ainda que os operadores de boda-boda no município de Kisumu têm pouco capital próprio e, como tal, esperam pouco interesse do público em investir nas suas empresas. Por isso, os operadores de táxis boda-boda precisam da ajuda de agências doadoras privadas e públicas para capital de arranque, bem como para gerir operações de microempréstimos, com consciência social, especialmente nas fases iniciais. Assim, se os jovens tiverem motociclos e operarem táxis boda-boda, gerarão rendimentos, acumularão bens, desenvolverão negócios e alcançarão segurança económica. Por outras palavras, os táxis boda-boda permitiriam aos operadores de táxis boda-boda do município de Kisumu ganhar autonomia económica.

2.5.2 Quadro concetual

O quadro concetual para este estudo, representado na Figura 2.1, baseia-se na teoria do caos dos transportes acima exposta.

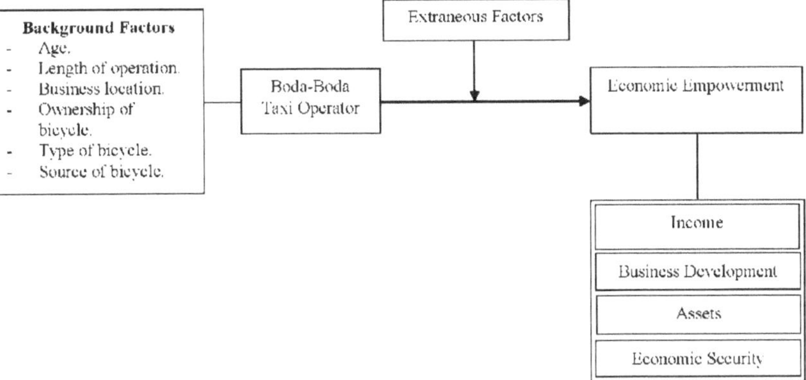

Figura 2.1. Quadro concetual do estudo.

2.5.3 Quadro operacional

O quadro operacional para este estudo, representado na Figura 2.2, deriva do quadro concetual da Figura 2.1 e da teoria do caos dos transportes exposta no ponto 2.5.1.

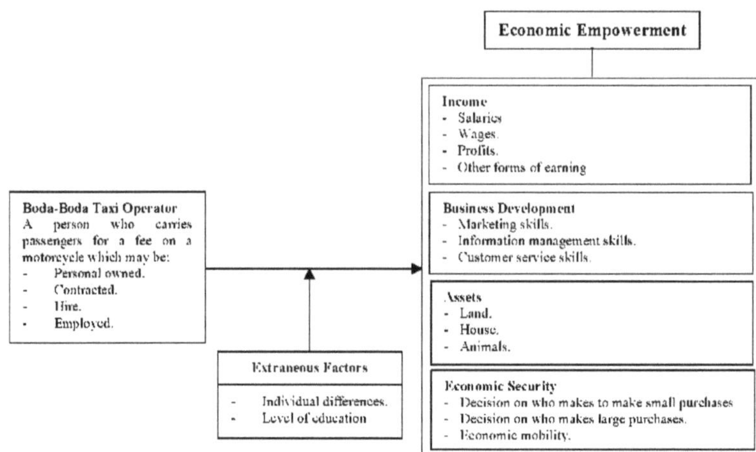

Figura 2.2. Quadro concetual do estudo.

Os quadros concetual e operacional das figuras 2.1 e 2.2 indicam que o táxi boda-boda influencia a capacitação económica dos operadores de boda-boda. Indicam que um operador de táxi boda-boda é qualquer pessoa que transporta passageiros a troco de uma taxa, seja num motociclo pessoal, alugado, contratado ou como empregado. A variável dependente, que é a variável de interesse primordial para o investigador, é a capacitação económica, que é vista como a geração de rendimentos, o desenvolvimento de empresas, a acumulação de activos e a obtenção de segurança económica e é influenciada pela operação de táxi boda-boda. O quadro propõe que, se o táxi boda-boda for eficaz como empreendimento comercial, os operadores de táxi boda-boda gerarão rendimentos, desenvolverão negócios, acumularão activos e alcançarão segurança económica, o que constitui capacitação económica. Mas esta relação pode ser modificada por variáveis externas, tais como diferenças individuais e o nível de educação do operador de boda-boda. Mas estas variáveis foram consideradas infinitesimais: assim, qualquer variação na variável dependente foi contabilizada pelas variáveis independentes, pelo que o aumento da capacitação económica dos operadores de táxi no município de Kisumu resultou do negócio de táxis boda-boda na área.

Capítulo 3

METODOLOGIA DE INVESTIGAÇÃO

3.1 Introdução

Este capítulo apresenta a conceção da investigação, a dimensão da amostra e as técnicas de amostragem, a população-alvo e os instrumentos de investigação que foram utilizados no estudo. Descreve também os procedimentos de recolha de dados, a pilotagem com um enfoque específico na validade e fiabilidade, as técnicas de análise de dados a utilizar e as considerações éticas que foram tidas em conta.

3.2 Conceção da investigação

Este estudo foi realizado através de um inquérito por amostragem transversal. O inquérito por amostragem transversal é uma metodologia orientada para o presente, utilizada para investigar populações através da seleção de amostras para analisar e descobrir ocorrências (Oso & Onen, 2009) - os dados são recolhidos num determinado momento. Isto permitiu ao investigador fornecer descrições quantitativas dos operadores de táxi boda-boda a partir de apenas uma parte deles. Permitiu também ao investigador reduzir os custos que poderiam estar envolvidos no estudo de toda a população e recolher dados e elaborar relatórios no mais curto espaço de tempo possível. Mas, mais importante ainda, este estudo não manipulou variáveis: as variáveis que foram investigadas não puderam ser organizadas para acontecer num ambiente controlado porque lidam com pessoas reais em situações da vida real. Não era ético fazer experiências com a vida das pessoas para fins académicos. Os inquéritos, como referem Oso e Onen (2009), são ideais quando a manipulação de variáveis não é possível. Neste estudo, os operadores de táxi boda-boda já possuem motociclos e já estão no negócio. Por conseguinte, o investigador não os transformou em operadores de boda-boda, como teria sido o caso numa experiência ideal. O investigador apenas examina o efeito do táxi boda-boda a partir das actividades naturais dos boda-bodas. Por conseguinte, a impossibilidade de manipular as variáveis tornou a escolha do inquérito ideal para o estudo.

3.3 População-alvo

A população-alvo deste estudo incluía os 4.638 operadores de táxis boda-boda nas sete regiões administrativas do município de Kisumu, distribuídos conforme indicado no Quadro 3.1.

3.4 Dimensão da amostra e seleção da amostra
3.4.1 Tamanho da amostra

A amostra era constituída por 357 operadores de táxis boda-boda no município de Kisumu. A amostra foi determinada de acordo com as tabelas de amostras de Krejcie e Morgan (1970) indicadas no Anexo IV. A amostra foi distribuída pelas localidades do município de Kisumu, como indicado no quadro 3.1.

Quadro
Distribuição dos operadores de táxi Boda-Boda no município de Kisumu na amostra

amostra	Bases de operações Boda-Boda							
	Kondele	Mamboleo	Kibuye	Estágio	Nakumatt	Nyalenda	Nyamasaria	Total
População	583	857	602	758	679	734	425	4638
Amostra	45	65	47	58	53	56	33	357

Krejcie e Morgan (1970) recomendam que, para uma população de 5000 pessoas, uma amostra de 357 é adequada com um nível de confiança de 95% e uma margem de erro de 5,0%. Estas foram as mesmas restrições que o investigador impôs ao seu estudo. Assim, guiado por este raciocínio, este estudo selecionou 357 operadores de táxis boda-boda das 7 bases de operação no município de Kisumu.

3.4.2 Técnicas de amostragem

Este estudo utilizou técnicas de amostragem aleatória estratificada para selecionar os operadores individuais de boda-boda. Uma amostragem estratificada identifica os principais subgrupos da população e, em seguida, seleciona tamanhos proporcionais de cada subgrupo para formar a amostra. As bases operacionais ou regiões dos táxis boda-boda são distintas e um boda-boda só pode operar a partir da sua base reconhecida. Por conseguinte, estas bases são mutuamente exclusivas. Esta exclusividade mútua tornou ideal a utilização da amostragem estratificada. A amostragem estratificada garantiu que cada base operacional de táxi boda-boda estivesse representada na amostra e que as diferenças entre subgrupos fossem tidas em conta. Para cada região, a dimensão da subamostra foi determinada da seguinte forma

$$\text{dimensão da amostra do subgrupo} = \frac{\text{população do subgrupo necessária}}{\text{população total}} \times \text{dimensão da amostra}$$

Por exemplo, a dimensão dos operadores de táxi boda-boda na região de Kondele foi determinada $S_A = \frac{583}{4638} \times 357 = 45$ and for E as $S_E = \frac{679}{4638} \times 357 = 53$

O mesmo procedimento foi adotado para todos os subgrupos, tendo sido obtidas as dimensões indicadas no quadro 3.1. Uma vez determinadas as dimensões de cada estrato, os operadores individuais de táxis boda-boda foram selecionados através de um procedimento aleatório simples. Cada base operacional de boda-boda tem um registo de todos os táxis boda-boda que operam a partir dessa base. Estas listas são bastante actualizadas, uma vez que são utilizadas para registar os dados diários da base, incluindo as remessas financeiras diárias dos operadores de táxis boda-boda. Esta lista foi avaliada processual e profissionalmente e utilizada como base de amostragem a partir da qual foram selecionados os operadores individuais de boda-boda.

3.4.3 Critérios de inclusão

O estudo incluiu todos os operadores de táxis boda-boda em todas as regiões do município de Kisumu, desde que aceitassem as condições do estudo.

3.4.4 Critérios de exclusão

Os casos mencionados no ponto 3.4.3 foram excluídos se não aceitaram as condições do estudo ou se não residiam no município de Kisumu.

3.5 Instrumentos de investigação

O estudo adoptou questionários e entrevistas como principais métodos de recolha de dados. Os questionários foram utilizados porque a dimensão da amostra de 357 que foi utilizada neste estudo era bastante grande e, dadas as limitações de tempo, o questionário era a ferramenta ideal para cobrir uma amostra tão grande num curto espaço de tempo. Foram utilizados questionários semi-estruturados auto-construídos para permitir a recolha de dados quantitativos das secções de resposta fechada e de dados qualitativos das secções de resposta aberta. A recolha de dados qualitativos e quantitativos permitiu que o estudo descrevesse completamente a relação entre o táxi boda-boda e a capacitação económica dos operadores de táxi boda-boda através da triangulação. Os questionários dirigidos aos operadores de táxis boda-boda incluíam secções sobre os dados biográficos, o desenvolvimento da atividade, os rendimentos, os activos, a segurança económica e a emancipação económica.

O estudo utilizou entrevistas para recolher dados qualitativos junto dos líderes dos operadores de táxi boda-boda. Para os operadores de táxi boda-boda que pertenciam a grupos, os líderes dos operadores de táxi boda-boda desses grupos foram selecionados como informadores-chave. Os líderes dos operadores de táxi boda-boda, em virtude da sua posição e experiência, podiam ter informações que os outros operadores de táxi boda-boda do grupo não tinham. Foram utilizados todos os instrumentos para recolher a mesma informação e procurou-se obter a mesma informação de todas as fontes para efeitos de triangulação.

3.6 Pilotagem de instrumentos de investigação

Os instrumentos foram testados em dois locais no município de Ahero, que tem caraterísticas semelhantes às do município de Kisumu no que diz respeito ao táxi boda-boda, uma vez que fazia parte do município de Kisumu até há pouco tempo e porque foi aqui que o táxi boda-boda começou efetivamente na região. O investigador selecionou aleatoriamente 30 operadores de táxis boda-boda e aplicou-lhes o questionário através de uma abordagem do tipo "drop and wait". As respostas obtidas foram utilizadas para avaliar a fiabilidade de um questionário.

3.7 Validade dos instrumentos

A validade dos instrumentos, ou seja, a medida em que os instrumentos captam o que é suposto medirem (Dooley, 2003), foi assegurada através do recurso a peritos, que eram os supervisores dos estudantes na Universidade. Os questionários e os guiões de entrevista foram entregues aos dois supervisores para que avaliassem e classificassem cada item em relação aos objectivos. Para garantir a validade do conteúdo, o investigador discutiu o conteúdo dos dados qualitativos com os supervisores antes de ir para o terreno recolher os dados. O objetivo era obter um índice de validade de pelo menos 0,70, uma vez que este é o valor mais baixo de validade esperado na investigação (Amin, 2005).

3.8 Fiabilidade dos instrumentos

A fiabilidade foi controlada através de um método de teste-re-teste. O investigador aplicou os instrumentos a uma amostra de 30 operadores de táxis boda-boda da Câmara Municipal de Ahero, duas vezes no espaço de duas semanas, e depois correlacionou os resultados das duas aplicações utilizando a correlação do momento do produto de Karl Pearson. Os itens foram modificados até se obter um índice de fiabilidade de, pelo menos, 0,70. Além disso, o investigador também utilizou uma linguagem simples ao elaborar as perguntas dos instrumentos, para que os inquiridos não tivessem dificuldade em responder às perguntas. Sempre que necessário, foram utilizadas notas laterais nos questionários para orientar os inquiridos no preenchimento das respostas.

3.9 Procedimentos de recolha de dados

A proposta foi defendida antes de o investigador poder ir para o terreno recolher dados. Depois de a proposta ter sido defendida e aprovada pelo corpo docente e pelo comité de ética e integridade. Uma vez concedida a autorização, o investigador solicitou ainda a autorização dos funcionários distritais e de outros funcionários dos ministérios relevantes. Posteriormente, o investigador pediu autorização aos Chefes de Localidade através dos Oficiais de Divisão. Uma vez concedidas todas as autorizações, o investigador foi para o terreno recolher dados junto de 357 operadores de táxis boda-boda nas 7 regiões administrativas do município de Kisumu, em agosto de 2013, utilizando questionários e técnicas de entrevista. Os questionários foram administrados pelo investigador através de um método de recolha de dados. O investigador abordou os operadores de táxis boda-boda selecionados e pediu-lhes que preenchessem os questionários enquanto ele esperava. O investigador marcou encontros com os líderes dos operadores de táxis boda-boda e efectuou as entrevistas em locais e horários acordados com os líderes dos operadores de táxis boda-boda.

3.10   Técnicas de análise de dados

Este estudo recolheu dados qualitativos e quantitativos utilizando métodos de questionário e de entrevista, e analisou-os utilizando a regressão simples a um nível de significância de 95% (ou a = 0,05). Os dados qualitativos recolhidos através de entrevistas e dos questionários de resposta aberta foram agrupados em grandes temas ou categorias, convertidos em frequências e contagens e integrados em dados quantitativos para análise de regressão.

3.10.1 Limpeza de dados

Foram utilizados gráficos de caixa, gráficos Q-Q normais e histogramas para encontrar as mentiras e a distribuição dos dados. Os valores introduzidos incorretamente foram verificados e rectificados. Quando os dados estavam limpos, foi efectuada uma análise para descobrir a relação de cada variável independente com a variável dependente.

3.10.2 Análise de dados

As associações significativas entre os operadores de táxis boda-boda e o empoderamento económico, e a força de cada associação, foram determinadas através de regressão linear simples. A técnica de regressão é utilizada em estudos em que se suspeita que uma variável independente (ou variáveis) influencie coletivamente outra variável ou variáveis ou vice-versa (Amin, 2005; Borg & Gall, 1983; Cohen, 1988). Este estudo previu que os vários elementos de capacitação económica dos operadores de táxis boda-boda poderiam ser coletivamente influenciados pela propriedade do táxi boda-boda. O facto de se suspeitar que várias variáveis dependentes estavam associadas a uma variável independente apontava para o domínio da regressão. O estudo determinou a magnitude das relações entre a exploração de táxis boda-boda e a capacitação económica (R), e os coeficientes dos determinantes (R^2) - que é a variação na capacitação económica que é previsível a partir do táxi boda-boda. O estudo determinará ainda variações adicionais na capacitação económica que podem ser explicadas pela adição de novos factores à regressão múltipla (R^2 adj.), e equações de previsão da forma $P_i = a_o + B_iF_i + B F_{22} + B F_{33} + \ldots + B F_{nn} + \epsilon$; para cada fator de empoderamento económico e operação de táxi boda-boda. P_i é o empoderamento económico estimado; a_o é a constante de regressão; B_i são os coeficientes de regressão padronizados; F_i são os factores associados ao empoderamento económico, e ϵ é o erro de estimativa. O estudo determinou se todos os factores de capacitação económica estão significativamente associados à operação de táxi boda-boda ou não, testando hipóteses nulas subsidiárias em B_{is} usando valores t, a um nível de significância de 0,05, e a estatística F, para determinar a significância geral da regressão. Todos os dados foram analisados com um nível de significância de 95% (ou a = 0,05) e uma margem de erro de 5,0%. Este valor de a foi escolhido por ser o mais popular e o nível de significância convencionalmente aceite na investigação social. Com este nível de teste, o investigador permitiu uma margem de erro de tipo I de 5%. Isto significa que os resultados foram 95% verdadeiros, tal como foram comunicados. Quando a significância determinada (a_o) é maior do que a significância crítica (a_c), a hipótese nula foi aceite. O inverso também é verdadeiro para resultados opostos.

3.10.3 Apresentação de resultados

Os resultados foram apresentados em tabelas e figuras (gráficos) dos pacotes informáticos SPSS e Ms Excel, respetivamente.

3.11 Considerações éticas

O estudo assegurou que os participantes fossem bem informados das intenções do estudo para que participassem a partir de um ponto de informação. O investigador também se certificou de que os dados recolhidos eram analisados de forma profissional e que não eram falsificados para se conformarem com uma opinião pré-determinada. Além disso, para proteger a identidade dos operadores de táxis boda-boda, os dados foram apresentados em bloco, em vez de destacar casos individuais. O investigador obteve todas as autorizações necessárias da universidade, dos oficiais distritais de Género e de segurança, bem como dos chefes das localidades, sempre que necessário, para garantir que o estudo não violava qualquer requisito ético. Além disso, o investigador assegurou que toda a informação fornecida fosse tratada com a máxima privacidade e confidencialidade, e que nenhuma informação fosse divulgada a terceiros sem uma autorização escrita da fonte.

Capítulo 4

RESULTADOS E DEBATES

4.1 Introdução

O estudo investigou a influência da operação de táxis Boda-Boda com motociclos na capacitação económica dos operadores de táxis Boda-Boda no município de Kisumu. Foram recolhidos dados sobre as caraterísticas demográficas dos operadores de táxis Boda-Boda e sobre os rendimentos, o desenvolvimento da atividade, os activos e a segurança económica dos operadores de táxis Boda-Boda no município de Kisumu. No entanto, dos 357 operadores de táxis Boda-Boda incluídos na amostra, 302 (84,59%) participaram efetivamente no estudo. A maioria dos operadores de táxi Boda-Boda teve de ser visitada várias vezes antes de poder preencher os questionários. A maioria (61,43%) dos operadores de táxi Boda-Boda preencheu os questionários no terceiro contacto e, desta vez, na presença do investigador. Apenas 10,45% dos operadores de táxi Boda-Boda preencheram os questionários dentro do prazo acordado com o investigador. No entanto, a taxa de resposta de 84,59% foi suficientemente boa, uma vez que foi superior à taxa de retorno de 70,0% recomendada por Kathuri e Pals (1993) como adequada para um inquérito. Além disso, tendo em conta a mobilidade da população-alvo, esta taxa de resposta foi mais do que o esperado. Os dados devem, portanto, ser considerados como um verdadeiro reflexo da situação económica dos operadores de táxi Boda-Boda no município. Este capítulo apresenta os resultados do estudo.

4.2 Caraterísticas demográficas dos inquiridos

Foram recolhidas informações demográficas sobre a idade, o nível de educação, a base dos operadores, a propriedade, a data de arranque e a fonte do capital inicial dos operadores de táxi Boda-Boda. Era necessário descrever as caraterísticas demográficas dos operadores de táxi Boda-Boda para permitir aos utilizadores deste estudo determinar a sua generalização. Esta secção apresenta os resultados relativos às caraterísticas demográficas dos inquiridos.

4.2.1 Distribuição dos inquiridos por idade

O estudo também inquiriu sobre as idades dos operadores de táxi Boda-Boda. Pediu-se aos operadores de táxis Boda-Boda que indicassem as suas idades e eles responderam como resumido na Figura 4.1.

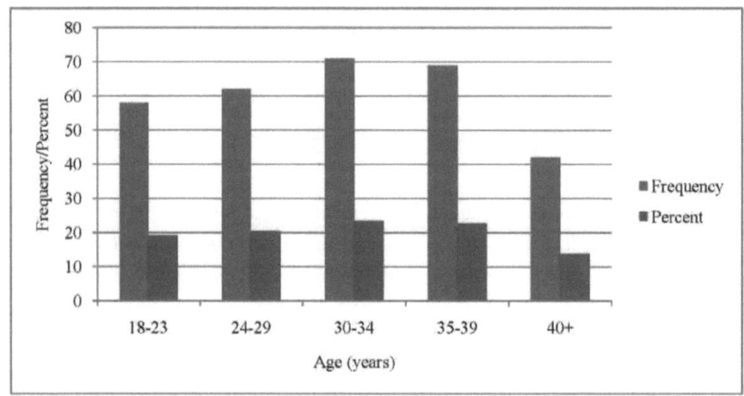

Figura 4.1. Distribuição dos operadores de táxi Boda-Boda por idade.

A figura 4.1 mostra que a maioria dos 71 (23,5%) operadores de táxis Boda-Boda tinha entre 30-34 anos e 69 (22,8%) tinham entre 35-39 anos. Outros 62 (20,5%) tinham entre 24 e 29 anos e 58 (19,2%) tinham entre 18 e 23 anos. Apenas 42 (13,9%) tinham pelo menos 40 anos de idade. Estas estatísticas mostram que o negócio dos táxis Boda-Boda emprega maioritariamente pessoas em idade muito produtiva, uma vez que 86,10% desta população tem menos de 40 anos de idade. Por conseguinte, é necessário capacitá-los economicamente, uma vez que são a maioria na idade mais produtiva da sociedade. Distribuição dos inquiridos por nível de instrução

O estudo também inquiriu sobre o nível de educação dos inquiridos. Pediu-se aos operadores de táxis Boda-Boda que indicassem os seus níveis mais elevados de educação e eles responderam como resumido na Figura 4.2.

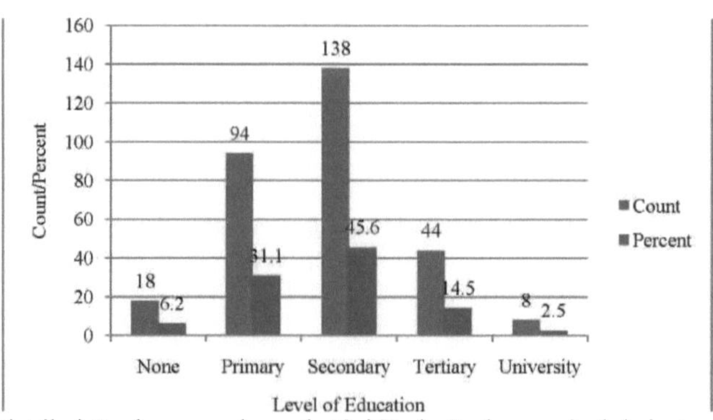

Figura 4.2. Distribuição dos operadores de táxi Boda-Boda por nível de instrução.

A Figura 4.2 mostra que a maioria (45,6%) dos operadores de táxis Boda-Boda tinha o ensino secundário, enquanto 31,1% tinham o ensino primário. Mas enquanto apenas 2,6% dos operadores de táxi Boda-Boda tinham educação universitária, uma boa proporção (14,5%)

tinha educação terciária. Tratava-se, na sua maioria, de pessoas com testes profissionais e certificados de escolas comerciais, tais como secretariado e informática. Cerca de 5,9% não tinham qualquer educação formal. Estas estatísticas mostram que, embora os operadores de táxis Boda-Boda no município de Kisumu empreguem maioritariamente pessoas com um nível de educação médio, uma boa parte (94,1%) tem algum tipo de educação formal. Isto explica a necessidade de os capacitar economicamente, uma vez que, em qualquer sociedade, os licenciados de nível médio são a maioria. Por conseguinte, uma baixa capacitação económica dos operadores de táxi Boda-Boda no município de Kisumu pode afetar uma grande parte da população.

4.2.2 Distribuição dos operadores de táxi Boda-Boda por localização

O estudo também se debruçou sobre a localização (base operacional) dos operadores de táxis Boda-Boda. Isto foi necessário para compreender como os táxis Boda-Boda estavam distribuídos e para determinar a representatividade da amostra. Pediu-se aos operadores de táxis Boda-Boda que indicassem as localizações e eles responderam como resumido na Figura 4.3.

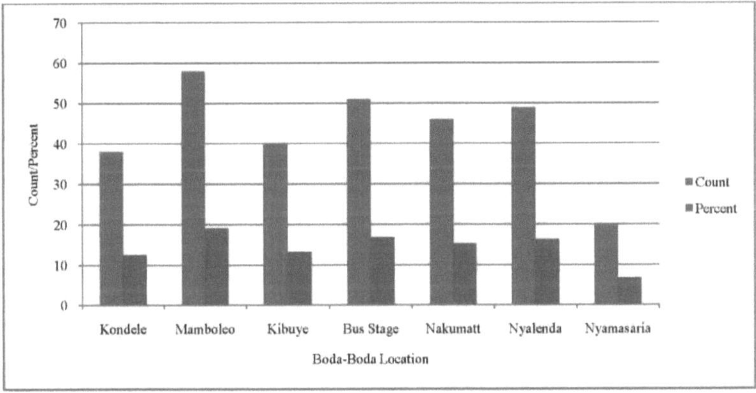

Figura 4.3. Distribuição dos operadores de táxi Boda-Boda por localização.

A Figura 4.3 mostra que a maioria (19,1%) dos operadores de táxi Boda-Boda utilizados neste estudo eram da zona de Mamboleo, enquanto o número mais baixo (6,6%) era da zona de Nyamasaria. Mas, em média, foi estudado um número quase igual de operadores de táxi Boda-Boda de todas as regiões, porque os números não são muito diferentes de 14,28%, que é a proporção média esperada de cada zona se fosse selecionado um número igual. Isto mostra que foi utilizado um número equitativo de operadores de táxis Boda-Boda de cada localidade e, por conseguinte, não é possível que o estudo possa ser tendencioso com base na localização das zonas de táxis Boda-Boda.

4.2.4 Distribuição dos táxis Boda-Boda por ano de estabelecimento

O outro aspeto demográfico dos operadores de táxis Boda-Boda investigado neste estudo foi o ano de estabelecimento dos táxis Boda-Boda. Era necessário determinar o ano de estabelecimento como indicador do tempo de vida. Foram obtidos os resultados resumidos na Figura 4.4.

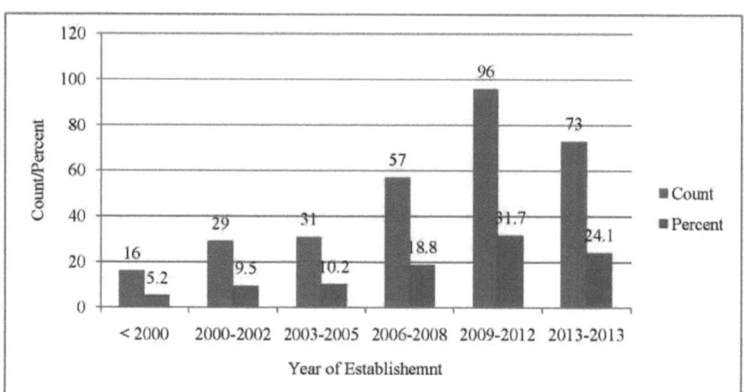

Figura 4.4. Distribuição dos operadores de táxi Boda-Boda por ano de estabelecimento.

A Figura 4.4 mostra que a maioria (31,72%) dos operadores de táxi Boda-Boda iniciou a sua atividade entre 2009-2012, enquanto apenas 5,2% iniciaram a sua atividade antes de 2000. A figura 4.5 indica ainda que uma boa parte (24,1%) dos operadores de táxis Boda-Boda iniciou a sua atividade em 2013. Estas estatísticas parecem sugerir que os táxis Boda-Boda no município de Kisumu tendem a falir muito rapidamente. Caso contrário, ter-se-ia obtido uma distribuição igual de cerca de 16,6% ao longo de todos os anos, se os táxis tivessem começado a operar uniformemente ao longo do ano. Mas não é esse o caso.

4.2.5 Distribuição dos táxis Boda-Boda por tipo de propriedade

O último aspeto demográfico dos operadores de táxis Boda-Boda investigado neste estudo foi a propriedade dos táxis Boda-Boda. Era necessário determinar a propriedade como base de classificação da operação de táxi Boda-Boda e como base de variância para análise posterior. Foram obtidos os resultados resumidos na Figura 4.5.

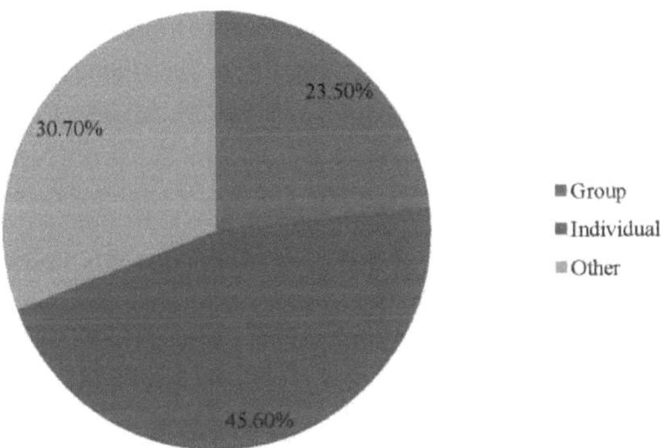

Figura 4.5. Distribuição dos operadores de táxi Boda-Boda por propriedade.

A Figura 4.5 mostra que a maioria (45,6%) dos operadores de táxi Boda-Boda são propriedade individual, enquanto 30,7% têm "outros" tipos de propriedade. Na sua maioria, estes operadores são contratados como passageiros e ganham uma comissão diária, ou são contratados, ou estão totalmente empregados. Outros 23,5% dos táxis Boda-Boda são propriedade de grupos. Os grupos podem basear-se na amizade ou na base de operações em que os membros actuam como fiadores de outros, quer num banco, quer no YEF. Os táxis são considerados propriedade do grupo até que todos os empréstimos sejam liquidados. A propriedade dos táxis boda-boda foi a base da estratificação na estimativa da variância na análise de regressão.

4.3 Capacitação económica dos operadores de táxis Boda-Boda
4.3.1 Medições

O objetivo deste estudo era investigar a influência da operação de táxis Boda-Boda com motociclos na capacitação económica dos operadores de táxis Boda-Boda no município de Kisumu. Tendo descrito as caraterísticas demográficas dos operadores de táxis Boda-Boda, esta secção centra-se agora na relação entre a operação de táxis Boda-Boda com motociclos e a capacitação económica. O estudo conceptualizou o operador de mototáxi Boda-Boda como uma pessoa que transporta passageiros a troco de uma taxa num motociclo que pode ser propriedade pessoal ou contratada, ou alugada ou empregada. A capacitação económica foi conceptualizada como a geração de rendimentos, o desenvolvimento de negócios, a acumulação de bens e a obtenção de segurança económica pelos operadores de táxi Boda-Boda.

Cada um destes elementos de capacitação económica foi avaliado individualmente para cada operador de táxi boda-boda. As respostas sobre a capacitação económica foram pontuadas dependendo do número total de itens que medem uma construção específica, e convertidas em percentagens. Os dados sobre o rendimento foram pontuados numa escala de 0-13 ou 0%-

100%; os dados sobre o desenvolvimento das empresas foram classificados numa escala de 0-14 ou 0,0%-100%, e os dados sobre os activos foram classificados numa escala de 2-12 ou 16,0% - 100%. Por último, os dados relativos à segurança económica foram classificados num intervalo de 2-15 ou 13,0%-100,0%. Esta secção apresenta as conclusões sobre cada aspeto do empoderamento económico no que se refere à classificação dos táxis Boda-Boda.

4.3.2 Capacitação económica global dos operadores de táxis Boda-Boda

O estudo investigou a capacitação económica global dos operadores de táxi Boda-Boda com base nos pontos de vista de cada operador de táxi Boda-Boda sobre a sua melhoria em termos de rendimentos, desenvolvimento de negócios de activos e segurança económica desde que entrou para o negócio de boda-boda. As respostas foram dadas conforme resumido no Quadro 4.1.

Quadro 4.1
Capacitação económica dos operadores de táxi Boda-Boda

	Empoderamento económico				
	Muito	Melhorado	Não tenho a	Não melhorado	Total
Rendimento	41	106	119	36	302
Bsns.	144	69	48	41	302
Activos	63	149	56	34	302
Econ. Capacitação	163	58	38	43	302
Contagem total	102.75	95.5	65.25	38.5	302
Percentagem	34.0	29.6	21.5	12.7	100

O quadro 4.1 apresenta um resumo das opiniões dos operadores de boda-boda sobre a melhoria da sua autonomia económica desde que se tornaram operadores de táxi boda-boda. A maioria (34,0%) dos operadores indica que a sua autonomia económica melhorou muito desde que iniciaram a atividade de boda-boda, enquanto 29,6% consideram que a sua autonomia económica apenas melhorou. Outros 21,5% não têm a certeza e 12,7% indicaram que a sua autonomia económica não tinha melhorado. No entanto, na análise global, 63,6% dos operadores de táxi boda-boda consideram que a sua autonomia económica melhorou desde que iniciaram a atividade de táxi boda-boda.

O empoderamento económico global de cada operador de táxi boda-boda foi também calculado a partir da média das quatro medidas de empoderamento económico para cada operador de táxi. O poder económico foi comparado com a propriedade do táxi boda-boda, tendo-se obtido os resultados resumidos no Quadro 4.2.

Quadro 4.2
Capacitação económica dos operadores de táxi Boda-Boda

Propriedade da Boda-Boda	Econ. Capacitação	N	N- Percentagem	SD
Individual	51.75	138	45.6%	10.30
Grupo	49.13	71	23.5%	9.82

Outros	46.04	93	30.7%	10.28
Total	49.37	302	100.0%	10.44

O quadro 4.2 mostra que os operadores de táxi boda-boda proprietários individuais têm um poder económico mais elevado (51,175, DP = 10,30) do que os proprietários colectivos (49,13%, DP = 9,82) e os "outros" que têm um poder económico médio de 46,04% (DP = 10,28). Na análise global, os operadores de táxis boda-boda têm um poder económico de 49,37% com um desvio-padrão de 10,44.

Este resultado mostra que o empoderamento económico dos operadores de táxi boda-boda é inferior a 50,0%. Este empoderamento, a que Blanchard et al. (1996) e Judi (2007) chamam o processo de obtenção de oportunidades básicas para pessoas marginalizadas, quer diretamente por essas pessoas, quer através da ajuda de outras não marginalizadas que partilham o seu próprio acesso a essas oportunidades, está abaixo da média entre os operadores de táxis boda-boda na cidade de Kisumu. Isto significa que, tal como Stewart (1994) salientou, falta o encorajamento e o desenvolvimento de competências para a autossuficiência, com o objetivo de eliminar a necessidade futura de caridade ou assistência social dos indivíduos do grupo. Concorda também com os pontos de vista de Thomas e Velthouse (1990) e Wilkinson (1998), segundo os quais a capacitação dos jovens é baixa nos países em desenvolvimento. Isto apesar do facto de a capacitação ser uma das principais preocupações processuais quando se abordam os direitos humanos e o desenvolvimento. Por conseguinte, esta constatação coloca num paradoxo a opinião de Wilkinson (1998) de que a capacitação e a participação são um passo necessário para que um país possa ultrapassar os obstáculos associados à pobreza e ao desenvolvimento. Como já foi referido, os jovens de todo o mundo têm dependido do sector do trabalho informal para obterem rendimentos. Mas, como este estudo demonstrou, os jovens têm o poder de fazer mais e de ser mais. Isto significa, como Judi (2007) e Stewart (1994) sugeriram, que a possibilidade de crescimento económico se torna aparente e diminui, uma vez que metade da força de trabalho de uma nação, apenas com base no género, pode ter efeitos prejudiciais na economia dessa nação.

Além disso, como Wilkinson (1998) também argumenta, a participação feminina em conselhos, grupos e empresas é vista como aumentando a eficiência. Um estudo concluiu que as empresas com mais jovens nos conselhos de administração têm retornos financeiros significativamente mais elevados, incluindo retornos sobre o capital próprio 5% mais elevados, retornos sobre as vendas 24% mais elevados e retornos sobre o capital investido 67% mais elevados (OCDE, 2008). Isto mostra o impacto que os jovens podem ter nos benefícios económicos globais de uma empresa. Se for implementada a uma escala global, a inclusão dos jovens na força de trabalho formal pode aumentar a produção económica de uma nação.

4.3.3 Matriz de correlação para o empoderamento económico e a propriedade da Boda-Boda Táxis

O estudo prosseguiu para investigar as correlações entre os elementos de propriedade de moto-táxi Boda-Boda e os elementos de capacitação económica como um pré-requisito para as análises de regressão. A matriz de correlação está resumida no Quadro 4.3.

Quadro 4.3
Matriz de correlação para os elementos do empoderamento económico

	Boda-Boda	Rendime	Bsns.	Activos	Econ.
Boda-Boda	1				
Rendimento	.142*	1			
Bsns.	.076	-.018	1		
Activos	.153**	.116	.163**	1	
Econ. Segurança	.229**	.193**	.133*	.698**	1

Nota. Os asteriscos * e ** indicam correlações significativas a 0,05 e 0,01, respetivamente.
** A correlação é significativa ao nível de 0,01 (bicaudal).
* A correlação é significativa ao nível de 0,05 (bicaudal).

O quadro 4.3 mostra que existem cinco correlações bivariadas significativas a 0,01 e duas correlações bivariadas significativas a 0,05. Existem associações positivas significativas entre a exploração de boda-boda e os activos; entre a segurança económica da exploração de boda-boda; entre o desenvolvimento empresarial e os activos: entre a segurança económica e o rendimento, e entre a segurança económica e os activos a 0,01. Mas a operação de boda-boda e o rendimento, e a segurança económica e o desenvolvimento empresarial têm associações positivas significativas a 0,05. Os valores positivos indicam que um aumento numa variável está associado a um aumento na outra variável e vice-versa. Por exemplo, a propriedade de boda-boda está positivamente associada ao rendimento e à segurança económica dos operadores de táxi boda-boda: assim, um aumento do estatuto de proprietário de boda-boda está associado a um aumento do rendimento e da segurança económica. No entanto, para além do desenvolvimento empresarial e da segurança económica, os elementos de capacitação económica não têm associações significativas entre si a $p = 0,05$. Isto significa que não existe qualquer problema de colinearidade quando os dados são analisados ao nível de significância de 0,05. Por conseguinte, o requisito para a análise de regressão (ausência de colinearidade) foi cumprido. Um requisito fundamental numa análise de regressão é que todas as variáveis independentes estejam apenas moderadamente associadas entre si, mas estejam altamente correlacionadas com a variável dependente. Se isto for verdade, então não há colinearidade e todas as variáveis independentes medem efetivamente coisas diferentes. Isto era verdade nestes dados. Não havia colinearidade (ou multi-colinearidade) e todas as variáveis independentes estavam a medir conceitos diferentes.

4.4 O táxi Boda-Boda e o empoderamento económico

Tendo verificado que existem associações significativas entre alguns elementos da operação de mototáxi Boda-Boda e a capacitação económica dos operadores de mototáxi Boda-Boda no município de Kisumu, o investigador procedeu à determinação das relações individuais entre cada elemento da capacitação económica e a operação de mototáxi Boda-Boda. A partir das correlações apresentadas no Quadro 4.3, havia razões para suspeitar que a operação de táxi Boda-Boda com motociclos e a capacitação económica estão relacionadas e que o conhecimento da situação da operação de táxi Boda-Boda com motociclos poderia permitir determinar a situação correspondente da capacitação económica do operador de táxi Boda-Boda, utilizando o modelo geral da Equação 3.1. Os dados relativos aos elementos de capacitação económica (rendimento, desenvolvimento empresarial, activos e segurança económica) foram regredidos em função da situação dos operadores de mototáxi Boda-Boda e foram obtidos os resultados da análise de regressão resumidos nas subsecções seguintes.

4.4.1 Táxi Boda-Boda e rendimentos dos operadores de táxi Boda-Boda

O primeiro objetivo deste estudo era determinar a influência da operação de táxi boda-boda no rendimento dos operadores de táxi boda-boda no município de Kisumu. O rendimento foi medido a partir de salários, ordenados, lucros e outras formas de rendimento desde a adesão ao YEF, numa escala de 0-13 e expresso em percentagem. O rendimento médio dos operadores de táxis Boda-Boda para cada categoria de propriedade foi calculado, tendo-se obtido os resultados resumidos no Quadro 4.4.

Quadro 4.4

Rendimento médio dos operadores de táxi Boda-Boda com base na propriedade de Boda-Boda

Propriedade da Boda-Boda	Rendimento médio	N	SD
Individual	36.56	138	.159
Grupo	34.54	71	1.50
Outros	31.47	93	1.40
Total	34.52	302	.153

O quadro 4.4 mostra que os operadores de táxi Boda-Boda que são proprietários individuais de táxis Boda-Boda têm um rendimento médio mais elevado (36,56%, DP = 0,159) do que os operadores de táxi Boda-Boda que são proprietários de táxis Boda-Boda em grupo (34,54%; DP = 1,50), ou operadores de táxi Boda-Boda com "outras" formas de propriedade (31,47%; DP = 1,40). Isto parece sugerir que o rendimento dos operadores de táxis Boda-Boda está associado ao estatuto de proprietário de táxis Boda-Boda e aumenta de "outros" para grupos e para propriedade individual.

Os dados foram ainda analisados utilizando a técnica de regressão simples para determinar se a propriedade de boda-boda é um fator determinante significativo do rendimento dos operadores de táxi Boda-Boda e para testar a hipótese de que:

A atividade de táxi Boda-boda não tem uma influência significativa no rendimento dos operadores de táxi Boda-Boda no município de Kisumu.

H_{O1} : RBI = 0, em que B é a propriedade da Boda-Boda e I é o rendimento.

Os resultados da análise estão resumidos na Tabela 4.5.

BBO	Constante	B	R	R^2	Adj. R^2	ϵ	F	t	Sig.
Rendiment	39.191	-2.522	.142	.020	.017	1.013	6.196	-2.489	.013

Quadro 4.5

Estatísticas da regressão simples do rendimento e da exploração de táxis Boda-Boda

BBOConstante   B RR2   Adj. R^2 *I* F tSig   .

    Income39. 191-2.522   .142   .020   .   0171.   0136.   196-2.489
    .013

Nota. BBO é a operação de táxi Boda-Boda.

O quadro 4.5 mostra que F = 6,196 > F (1, 300) = 3,860; t = 22,489 > t (300) = 1,968; *p* = 0,013 < 0,05. Isto levou à rejeição da hipótese nula de que a operação de táxi boda-boda não tem uma influência significativa no rendimento dos operadores de táxi Boda-Boda no município de Kisumu. Por conseguinte, o estudo estabeleceu que o táxi boda-boda com motociclo tem uma influência significativa no rendimento dos operadores de táxi boda-boda no município de Kisumu. A estatística do R quadrado ajustado (Adj. R^2 = .017) indica que a operação do táxi boda-boda é responsável por 17,0% da variação do rendimento dos operadores de táxi boda-boda, mas 83,0% devem-se a outros factores, incluindo erros de 52 medidas. Assim, é possível alterar o rendimento de um operador de táxi boda-boda em cerca de 26,0%, manipulando o estatuto de proprietário de táxi boda-boda.

Esta conclusão está de acordo com os pontos de vista de Cullather e Gleijeses (2006) e Elliott e Turnbull (2005), segundo os quais o sucesso de qualquer empresa depende do seu desempenho financeiro e, essencialmente, do seu rendimento. Torna-se necessário compreender como registar com base em convenções e conceitos contabilísticos para assegurar registos corretos e precisos. Este é também um requisito do YEF para todos os membros que beneficiaram do fundo. Esta constatação está também de acordo com as opiniões do Central Bureau of Statistic (1999), que estabeleceu que as micro e pequenas empresas nacionais podem dar aos jovens uma capacidade de base para se envolverem em investimentos comerciais. O Central Bureau of Statistic (1999) centrou-se nos jovens de classe alta, com riqueza política e muita educação, mas este estudo mostra agora que esses resultados são aplicáveis a todas as categorias de jovens. Como tal, estas conclusões, embora relevantes para a juventude em geral, são válidas para a base. A mesma situação se verifica com Gakure (2003), que investigou os factores que afectam o crescimento e as perspectivas dos jovens no Quénia. Ao contrário do Central Bureau of Statistic, Gakure (2003) centrou-se na juventude urbana e bem educada em detrimento da juventude local, este estudo estabeleceu agora o investimento comercial em infra-estruturas da juventude e a sua relação com a sua capacitação económica na base.

4.4.2 Táxi Boda-Boda e desenvolvimento empresarial dos operadores de táxi Boda-Boda

O segundo objetivo deste estudo era determinar a influência da operação de táxis boda-boda no desenvolvimento empresarial dos operadores de táxis boda-boda no município de Kisumu. O desenvolvimento empresarial foi medido a partir das competências de marketing, de gestão da informação e de serviço ao cliente dos operadores de táxi boda-boda numa escala de 0-14 e expresso em percentagem. O desenvolvimento médio do negócio dos operadores de táxi Boda-Boda para cada categoria de propriedade foi calculado, tendo-se obtido os resultados resumidos no Quadro 4.6.

Quadro 4.6
Desenvolvimento médio do negócio dos operadores de táxi Boda-Boda com base na Boda-Boda
Propriedade

Propriedade da Boda-Boda	Média - Bsns. Dev.	N	SD
Individual	51.41	138	15.77
Grupo	51.69	71	15.33
Outros	48.56	93	14.37
Total	50.60	302	15.26

O quadro 4.6 mostra que os operadores de táxis Boda-Boda que são proprietários de grupos de táxis Boda-Boda têm uma média de desenvolvimento da atividade mais elevada (51,69%, DP = 15,33) do que os operadores de táxis Boda-Boda que são proprietários individuais (51,41%; DP = 15,77), ou os operadores de táxis Boda-Boda com "outras" formas de propriedade (48,56%; DP = 14,37). Isto parece sugerir que o desenvolvimento da atividade dos operadores de táxis Boda-Boda está associado ao estatuto de proprietário dos táxis Boda-Boda, que aumenta de "outro" para propriedade individual e para propriedade colectiva.

Os dados foram ainda analisados utilizando a técnica de regressão simples para determinar se a propriedade de boda-boda é um fator determinante significativo do desenvolvimento da atividade dos operadores de táxi Boda-Boda e para testar a hipótese de que:

A operação de táxi Boda-boda não tem uma influência significativa no desenvolvimento da atividade dos operadores de táxi Boda-Boda no município de Kisumu.

HO_2: $R_{BBD} = O$, em que B é a propriedade da Boda-Boda e BD é o desenvolvimento do negócio.

Os resultados da análise estão resumidos na Tabela 4.7.

Quadro 4.7

BBO	Constante	B	R	R^2	Adj. R^2	ϵ	F	t	Sig.
BD	53.088	-1.344	.076	.006	.002	1.018	1.742	-1.320	.188

Estatísticas de regressão simples do desenvolvimento empresarial e da exploração de táxis Boda-Boda

BBO Constante B	RR^2 Adj. R^2	I F t Sig.
BD 53.088-1	.344 .076 .006 .0021	.018 1.742 -1.320 .188

Nota. BBO é Boda-Boda Taxi Operation, BD é Business Development.

O quadro 4.7 mostra que F = 1,742 < F (1, 300) = 3,860; t = .1,320 < t (300) = 1,968; p = .188 > .05. Isto levou à aceitação da hipótese nula de que a operação de táxi boda-boda não tem uma influência significativa no desenvolvimento do negócio dos operadores de táxi Boda-Boda no Município de Kisumu. Por conseguinte, o estudo estabeleceu que o táxi boda-boda com motociclo não influencia o desenvolvimento da atividade dos operadores de táxi boda-boda no município de Kisumu. A estatística do R quadrado ajustado (Adj. R^2 = .002) indica que a operação do táxi boda-boda representa apenas 0,20% da variação no desenvolvimento da atividade dos operadores de táxi Boda-Boda, sendo 99,8% explicada por outros factores, incluindo erros de medição. Assim, é possível alterar o desenvolvimento da atividade de um operador de táxi boda-boda em apenas 0,20% através da manipulação do estatuto de proprietário de um táxi boda-boda.

Como referido, e tal como a Deloitte (2011) indicou, o desenvolvimento de negócios compreende um conjunto de tarefas e processos que visam, de um modo geral, desenvolver e implementar oportunidades de crescimento entre múltiplas organizações. Este estudo concorda com a visão da Deloitte (2011) e da Economist Intelligence Unit (2012) na medida em que os conceitos que avançam para o desenvolvimento de negócios estão para além das exigências 54dos operadores de táxi boda-boda. Eles vêem o desenvolvimento empresarial como a criação de valor a longo prazo para uma organização a partir de clientes, mercados e relações. Embora isto possa ser necessário para qualquer negócio, os operadores de táxis boda-boda são mercados instáveis e tendem a viver cada dia à medida que este chega. A concetualização da FAO (2010) como projectos discretos, modos específicos de crescimento e unidades organizacionais, actividades e práticas também estão geralmente fora do âmbito dos operadores de táxis boda-boda.

Esta constatação também está de acordo com as opiniões da International Finance Corporation et al., 2011) que conceptualizou o desenvolvimento de negócios como tarefas e processos realizados por promotores de negócios e principalmente como preparação analítica de potenciais oportunidades de crescimento, bem como o apoio subsequente e a monitorização da sua implementação. O nível de educação dos operadores de táxis boda-boda não lhes permite esse nível de pensamento. Embora, como salientou a OCDE (2011a), devam colaborar e integrar o conhecimento e o feedback das funções especializadas da organização, por exemplo, investigação e desenvolvimento, produção, marketing e vendas, para garantir que a organização é capaz de implementar com êxito a oportunidade de crescimento, eles simplesmente não têm essas capacidades.

4.4.3 Táxi Boda-Boda e activos dos operadores de táxi Boda-Boda

O outro objetivo deste estudo era determinar a influência da operação de táxi boda-boda nos activos dos operadores de táxi boda-boda no município de Kisumu. O património foi medido a partir do tamanho do terreno, do tipo e da qualidade da habitação e do tipo e número de animais, numa escala de 2-12 e expresso em percentagem. Os activos médios dos operadores de táxis Boda-Boda para cada categoria de propriedade foram calculados, tendo-se obtido os resultados resumidos no Quadro 4.8.

Quadro 4.8

Activos médios dos operadores de táxi Boda-Boda com base na propriedade de Boda-Boda

Propriedade da Boda-Boda	Média dos activos	N	SD
Individual	58.27	138	.164
Grupo	56.50	71	.171
Outros	52.18	93	.167
Total	55.98	302	.168

A Tabela 4.8 mostra que os operadores de táxi Boda-Boda que são proprietários individuais de táxis boda-boda têm activos médios mais elevados (58,27%, SD = . 164) do que os operadores de táxi Boda-Boda que possuem táxis boda-boda em grupos (56,50%; SD = . 171), ou operadores de táxi Boda-Boda com "outras" formas de propriedade (52,18%; SD = .167). Isto sugere que os activos dos operadores de táxis Boda-Boda estão associados ao estatuto de propriedade de

o de "outros" para grupos e para propriedade individual. Assim, os activos dos operadores de táxis boda-boda podem aumentar se estes passarem a ser proprietários individuais dos táxis boda-boda que exploram.

Os dados foram ainda analisados utilizando a técnica de regressão simples para determinar se a propriedade de boda-boda é um determinante significativo dos activos dos operadores de táxi Boda-Boda e para testar a hipótese de que:

A operação de táxi Boda-boda não tem uma influência significativa nos activos dos operadores de táxi Boda-Boda no município de Kisumu.

$_{03}$: ИRBA = 0, em que B é a propriedade da Boda-Boda e A é o ativo.

Os resultados da análise estão resumidos na Tabela 4.9.

Quadro 4.9

Estatísticas de regressão simples de activos e operação de táxi Boda-Boda

BBO	Constante	B	R	R^2	Adj. R^2	ϵ	F	t	Sig.
Activos	61.515	-2.989	.153	.023	.020	1.113	7.211	-2.685	.008

Nota. BBO é Boda-Boda Taxi Operation, A é Assets.

O quadro 4.7 mostra que F = .7.211 > F (1, 300) = 3.860; t = 2.685 > t (300) = 1.968; p = .008 < .05. Estes resultados levaram à rejeição da hipótese nula de que a operação de táxi boda-boda não tem uma influência significativa nos activos dos operadores de táxi Boda-Boda no município de Kisumu. Por conseguinte, o estudo estabeleceu que o táxi boda-boda motorizado influencia os activos dos operadores de táxi boda-boda no município de Kisumu. A estatística do R quadrado ajustado (Adj. R^2 = .200) indica que a operação do táxi Boda-Boda é responsável por 20,0% da variação dos activos dos operadores de táxi Boda-Boda, sendo 80,0% explicados por outros factores, incluindo erros de medição. Assim, é possível alterar os activos de um operador de táxi Boda-Boda em 20% através da manipulação do estatuto de proprietário de táxi Boda-Boda.

Esta conclusão sobre os activos está relacionada com a conclusão sobre o rendimento. Tal como no caso dos rendimentos, a constatação de que a exploração de táxis boda-boda tem uma relação significativa com os activos corrobora os pontos de vista de Cullather e Gleijeses (2006) e Elliott e Turnbull (2005), segundo os quais o sucesso de qualquer empresa depende do seu desempenho financeiro e, essencialmente, dos seus activos. É necessário compreender como registar com base em convenções e conceitos contabilísticos para garantir registos fiáveis e precisos. Este facto, tal como referido no caso dos rendimentos, é também um requisito do YEF para todos os membros que beneficiaram do fundo. Tal como no caso dos rendimentos, também está de acordo com os pontos de vista do Central Bureau of Statistic (1999), que estabeleceu que as micro e pequenas empresas nacionais podem dar aos jovens uma capacidade de base para se envolverem em investimentos comerciais, que são efetivamente activos. Esta constatação é, portanto, relevante para os jovens em geral, na sua base.

4.4.4 Táxi Boda-Boda e segurança económica dos operadores de táxi Boda-Boda

O último objetivo deste estudo era determinar a influência da operação de táxi boda-boda na segurança económica dos operadores de táxi boda-boda no município de Kisumu. A segurança económica foi medida a partir da capacidade de fazer pequenas compras, da capacidade de fazer grandes compras e da mobilidade económica, numa escala de 2-15 e expressa em percentagem. A segurança económica média dos operadores de táxis Boda-Boda para cada categoria de propriedade foi calculada, tendo-se obtido os resultados resumidos no Quadro 4.10.

Quadro 4.10

Segurança económica média dos operadores de táxi Boda-Boda com base na propriedade da Boda-Boda

Propriedade da Boda-Boda	Média - Segurança económica	N	SD
Individual	60.74	138	16.03
Grupo	58.81	71	17.40
Outros	51.96	93	16.73
Total	56.41	302	17.00

A tabela 4.10 mostra que os operadores de táxi Boda-Boda que são proprietários individuais de táxis Boda-Boda têm uma segurança económica média mais elevada (60,74%, DP = 16,03) do que os operadores de táxi Boda-Boda que são proprietários de táxis Boda-Boda em grupo (58,81%; DP = 17,40) e os operadores de táxi Boda-Boda com "outras" formas de propriedade (51,96%; DP = 16,73). Isto indica que a segurança económica dos operadores de táxis Boda-Boda está associada ao estatuto de propriedade dos táxis Boda-Boda e aumenta através do grupo para "outros" e para a propriedade individual.

Os dados foram ainda analisados utilizando a técnica de regressão simples para determinar se a propriedade de boda-boda é um fator determinante significativo da segurança económica dos operadores de táxi Boda-Boda e para testar a hipótese de que:

A operação de táxi Boda-boda não tem uma influência significativa na segurança económica dos operadores de táxi Boda-Boda no município de Kisumu.

HQ_4 : R_{BES} = 0, em que B é a propriedade da Boda-Boda e ES é a segurança económica da Boda-Boda

Os resultados da análise estão resumidos na Tabela 4.11.

Quadro 4.11
Estatísticas da Regressão Simples da Segurança Económica e da Operação de Táxi Boda-Boda

BBO	Constante	B	R	R^2	Adj. R^2	ϵ	F	t	Sig.
ES	64.765	-4.513	.229	.052	.049	1.107	16.606	-4.075	.000

Nota. BBO é Boda-Boda Taxi Operation, ES é Economic Security.

O quadro 4.11 mostra que F = 16,606 > F (1, 300) = 3,860; t = -4,075 > t (300) = 1,968; p = .000 < .05. Isto levou à rejeição da hipótese nula de que a operação de táxi boda-boda não tem uma influência significativa na segurança económica dos operadores de táxi Boda-Boda no município de Kisumu. Por conseguinte, o estudo estabeleceu que o táxi boda-boda motorizado tem uma influência significativa na segurança económica dos operadores de táxi boda-boda no município de Kisumu. A estatística do quadrado R ajustado (Adj. R^2 = .049) indica que a operação do táxi boda-boda representa 49,0% da variação da segurança económica dos operadores de táxi boda-boda. Mas 51% da variação na capacitação económica deve-se a outros factores, incluindo erros de medição. Assim, é possível alterar a segurança económica de um operador de táxi boda-boda em cerca de 49,0%, manipulando o estatuto de proprietário de um táxi boda-boda e, mais particularmente, tornando-o proprietário individual dos táxis boda-boda que utiliza.

A capacitação económica global de cada operador de boda-boda foi obtida a partir da pontuação média dos quatro elementos de capacitação económica. Quando as pontuações resultantes foram regredidas em relação à propriedade de boda-boda, o modelo de regressão foi considerado significativo: F= 17,513 > F (1, 300) = 3,860; t = -4,185 > t (300) = 1,968; p = .000 < .05. Isto mostra que a operação de táxi boda-boda tem uma influência significativa na capacitação económica dos operadores de táxi boda-boda. Foi apresentada uma estatística R quadrada ajustada (Adj. R^2 = .052) que indica que o funcionamento do táxi Boda-boda é responsável por 52,0% da variação da autonomia económica dos operadores de táxi Boda-Boda, deixando uma proporção inferior de 49% para outros factores, incluindo erros de medição. Assim, é possível alterar o poder económico de um operador de táxi boda-boda em cerca de 51,0%, manipulando o estatuto de proprietário do táxi boda-boda e, mais particularmente, tornando-o proprietário individual dos táxis boda-boda que utiliza.

Como a Deloitte (2011) corretamente argumentou, e como foi assumido na revisão da literatura, a segurança económica ou segurança financeira é a condição de ter um rendimento estável ou outros recursos para sustentar um padrão de vida agora e no futuro previsível. Esta conclusão é confirmada pela literatura e pelo presente estudo, devido à constatação anterior de relações significativas entre rendimentos e activos, que são importantes para a segurança económica. A segurança económica individual é indicada pelo rendimento e pelo nível e segurança de emprego das famílias ou organizações (Deloitte,

2011). Isto também está em

A segurança económica, segundo a Economist Intelligence Unit (2012), designa um rendimento adequado, real, percebido e esperado, quer ganho, quer sob a forma de segurança social e outras prestações, e engloba o nível de rendimento (absoluto e relativo às necessidades), a garantia de recebimento, a expetativa de rendimento atual e futuro, tanto durante a vida ativa como na velhice ou na reforma por invalidez. Pode afirmar-se, com base nesta constatação, que todas estas capacidades foram implantadas nos operadores de táxi boda-boda.

Mas isso não significa que estejam realmente economicamente seguros. Como a OCDE, 2011b) observa e este estudo concorda, segurança económica significa não apenas pairar acima do limiar de pobreza "oficial", mas ter dinheiro suficiente para construir um futuro mais estável e próspero. Não é possível concluir que os táxis boda-boda tenham atingido este nível. Uma medida mais realista, como aponta o Banco Mundial (2012), é o Padrão de Autossuficiência Económica Familiar. O padrão é uma medida abrangente de quanto custa para as famílias trabalhadoras viverem, ajustado para as diferenças regionais de preços e as idades das crianças no agregado familiar. Mas, embora possam não atingir valores tão elevados, este estudo conseguiu mostrar que a operação de táxi boda-boda pode ser usada para influenciar positivamente a segurança económica.

Capítulo 5

RESUMO DOS RESULTADOS, CONCLUSÕES E RECOMENDAÇÕES

5.1 Introdução

Este estudo investigou a relação entre a operação de táxis boda-boda e a capacitação económica dos operadores de táxis boda-boda no município de Kisumu, investindo quatro objectivos específicos. Os dados foram recolhidos junto de 302 operadores de táxis boda-boda em setembro de 2013, utilizando a regressão como ferramenta principal. Os resultados e as interpretações dos dados foram apresentados e discutidos no capítulo anterior. Este capítulo resume os resultados, tira conclusões e faz recomendações com base nesses resultados.

5.2 Resumo das conclusões

Este estudo investigou a capacitação económica global dos operadores de táxis boda-boda com base nas pontuações de cada operador de boda-boda em termos de rendimento, desenvolvimento empresarial, activos e segurança económica. O estudo concluiu que a maioria dos operadores (34,0%) considera que a sua autonomia económica melhorou muito desde que iniciaram a atividade de boda-boda. De facto, 63,6% dos operadores de táxis boda-boda consideram que a sua autonomia económica melhorou muito desde que iniciaram a atividade de táxi boda-boda. Foi demonstrado que a média geral de capacitação económica dos operadores de táxi boda-boda é de 49,37% com um desvio padrão de 10,44. Mas os mais capacitados economicamente são aqueles que possuem os seus motociclos. Uma análise de correlação entre os elementos da propriedade de um táxi Boda-Boda e os elementos de capacitação económica indicou associações positivas entre a boda-boda e o rendimento; entre o rendimento e os activos; entre o desenvolvimento empresarial e os activos; entre a segurança económica e o rendimento, e entre a segurança económica e os activos a 0,01. A análise de correlação também confirmou a ausência de colinearidade e que todas as variáveis independentes medem efetivamente coisas diferentes.

No seu primeiro objetivo, o estudo determinou a influência da operação de táxis boda-boda no rendimento dos operadores de táxis boda-boda no município de Kisumu. A análise preliminar mostrou que os operadores de táxis Boda-Boda que são proprietários individuais de táxis Boda-Boda têm um rendimento médio mais elevado do que os operadores de táxis Boda-Boda que são proprietários de táxis Boda-Boda em grupo e os operadores de táxis Boda-Boda com "outras" formas de propriedade. Isto indica que o rendimento dos operadores de táxis Boda-Boda está associado ao estatuto de propriedade dos táxis Boda-Boda; e aumenta de "outros" para grupos e para propriedade individual. Esta posição foi confirmada pela análise de regressão ($F = 6,196 > F (1, 300) = 3,860$; $t = 2,489 > t (300) = 1,968$; $p = 0,013 <$

0,05). Ficou assim estabelecido que o táxi boda-boda influencia o rendimento dos operadores de táxi boda-boda no município de Kisumu em 17,0% (Adj. R^2 = .017).

Em segundo lugar, o estudo investigou a influência da exploração de táxis boda-boda no desenvolvimento da atividade dos operadores de táxis boda-boda no município de Kisumu. A análise inicial indicou que os operadores de táxis Boda-Boda que são proprietários de grupos de táxis Boda-Boda têm um desenvolvimento empresarial médio mais elevado do que os operadores de táxis Boda-Boda que são proprietários individuais ou os operadores de táxis Boda-Boda com "outras" formas de propriedade. Isto sugere que o desenvolvimento da atividade dos operadores de táxis Boda-Boda está associado ao estatuto de proprietário dos táxis Boda-Boda e aumenta de "outro" para propriedade individual e para propriedade colectiva. No entanto, uma análise de regressão indicou que esta associação não é significativa: F = .1.742 < F (1, 300) = 3.860; t = 1.320 < t (300) = 1.968; p = .188 > .05. O estudo estabeleceu, portanto, que o táxi boda-boda motorizado não influencia o desenvolvimento do negócio dos operadores de táxi Boda-Boda no município de Kisumu.

O estudo também investigou a influência da exploração de táxis boda-boda nos activos dos operadores de táxis boda-boda no município de Kisumu. A análise preliminar das médias indicou que os operadores de táxis Boda-Boda que são proprietários individuais de táxis Boda-Boda têm activos médios mais elevados do que os operadores de táxis Boda-Boda que são proprietários de táxis Boda-Boda em grupo ou os operadores de táxis Boda-Boda com "outras" formas de propriedade. Observou-se que os activos dos operadores de táxis Boda-Boda estão associados ao estatuto de propriedade dos táxis Boda-Boda; e aumenta de "outros" para grupos e para propriedade individual. Esta relação foi considerada significativa: F = .7.211 > F (1, 300) = 3.860; t = 2.685 > t (300) = 1.968; p = .008 < .05. Por conseguinte, o estudo estabeleceu que o táxi boda-boda motorizado influencia os activos dos operadores de táxi boda-boda no município de Kisumu em cerca de 20,0% (Adj. R^2 = .200).

Por último, o estudo determinou a influência da exploração de táxis boda-boda na segurança económica dos operadores de táxis boda-boda no município de Kisumu. A análise preliminar das médias indicou que os operadores de táxis Boda-Boda que são proprietários individuais de táxis Boda-Boda têm uma segurança económica média mais elevada do que os operadores de táxis Boda-Boda que são proprietários de táxis Boda-Boda em grupo e os operadores de táxis Boda-Boda com "outras" formas de propriedade. Isto sugere que a segurança económica dos operadores de táxis Boda-Boda está associada ao estatuto de propriedade dos táxis Boda-Boda; e aumenta através do grupo para "outro" e para propriedade individual. Esta posição foi confirmada pela análise de regressão: F = 16,606 > F (1, 300) = 3,860; t = -4,075 > t (300) = 1,968; p = 0,000 < 0,05. O estudo estabeleceu, portanto, que o táxi boda-boda com motociclo tem uma influência significativa na segurança económica dos operadores de táxi boda-boda no município de Kisumu em 49,0% (Adj. R^2 = .049). Assim, é possível alterar a segurança económica de um operador de táxi boda-boda em cerca de 49,0% através da manipulação do estatuto de proprietário de um táxi boda-boda, independentemente de outros factores.

5.3 Conclusão

O objetivo deste estudo foi determinar a influência da operação de táxis boda-boda na capacitação económica dos operadores de táxis boda-boda, investigando especificamente a influência da operação de táxis boda-boda nos rendimentos, no desenvolvimento do negócio, nos activos e na segurança económica de cada operador de boda-boda. A principal questão a abordar é a seguinte: "A exploração de táxis boda-boda influencia a autonomia económica dos operadores de táxis boda-boda no município de Kisumu?" O estudo concluiu que a média geral de capacitação económica dos operadores de táxi boda-boda no município de Kisumu é de 49,37%; e que o rendimento, os bens e a segurança económica são significativamente influenciados pelas operações de táxi boda-boda. Mas o desenvolvimento empresarial, que foi outro elemento de capacitação económica neste estudo, NÃO é significativamente influenciado pelas operações de táxi boda-boda. Com base no facto de existirem três resultados positivos contra um negativo, no equilíbrio das probabilidades e na lei dos números, o estudo conclui que as operações de táxi boda-boda têm uma influência significativa na capacitação económica dos operadores de táxi boda-boda no município de Kisumu. De facto, o poder económico dos operadores de táxis boda-boda pode ser influenciado até 51,0% através de uma manipulação cuidadosa do estatuto de propriedade dos boda-boda.

O estudo chegou ainda às seguintes conclusões específicas

1. A propriedade e a exploração de boda-boda constituem um fator determinante significativo do rendimento dos operadores de táxi boda-boda no município de Kisumu (F = 6,196 > F (1,300) = 3,860).

2. A propriedade e a exploração de boda-boda NÃO constituem um fator determinante significativo do desenvolvimento da atividade dos operadores de táxi boda-boda no município de Kisumu (F = 1,742 < F (1,300) = 3,860).

3. A propriedade e a exploração de boda-boda são factores determinantes significativos dos activos dos operadores de táxis boda-boda no município de Kisumu (F = 7,211 > F (1,300) = 3,860).

4. A propriedade e a exploração de boda-boda são factores determinantes significativos da segurança económica dos operadores de táxi boda-boda no município de Kisumu (F = 16,606 > F (1.300) = 3,860).

5.4 Recomendações

5.4.1 Recomendações gerais

Com base nas constatações e conclusões acima apresentadas, o estudo formula as seguintes recomendações. Em primeiro lugar, verificou-se que a exploração de táxis boda-boda tem uma influência significativa no rendimento da autonomia económica dos operadores de táxis boda-boda. Esta fonte de rendimento deve ser mantida e melhorada. O estudo recomenda que o Ministério do Comércio e da Indústria, em colaboração com o Governo Local e o Conselho Municipal, desenvolva diretrizes para reconhecer a operação de táxis boda-boda como uma atividade principal que gera rendimentos significativos para algumas categorias da sociedade.

Em segundo lugar, o estudo constatou que o táxi boda-boda não tem influência significativa no desenvolvimento da atividade dos operadores de táxi boda-boda. Mas, uma vez que afecta o rendimento, a falta de influência significativa no desenvolvimento da atividade pode ser atribuída à falta de conhecimento das estratégias de desenvolvimento da atividade. O estudo recomenda que o Governo do Quénia, através dos seus organismos competentes, e em colaboração com o Instituto de Educação do Quénia, desenvolva um currículo de formação e manuais de formação para os operadores de táxi boda-boda em matéria de competências de desenvolvimento empresarial e outras competências que reforcem a sua capacidade de desenvolvimento empresarial.

O estudo também estabeleceu que a operação de táxis boda-boda está significativamente relacionada com os activos dos operadores de táxis boda-boda no município de Kisumu. Embora isto seja verdade, os operadores de táxis boda-boda continuam a pertencer à classe pobre da sociedade. Por conseguinte, o estudo recomenda que o governo, através do Ministério do Comércio e da Indústria, sensibilize os operadores de boda-boda para a importância de poupar regularmente e para os tipos de activos em que vale a pena investir.

O estudo também estabeleceu que a operação de táxi boda-boda influencia significativamente a segurança económica dos operadores de táxi boda-boda. O estudo recomenda que os bancos e outras instituições financeiras sejam incentivados a conceder empréstimos em condições favoráveis aos operadores de táxis boda-boda, em termos que estes possam facilmente pagar, para os ajudar a tornarem-se economicamente seguros.

5.5.2 Recomendações para investigação futura

Por último, o investigador não concorda com o facto de o estudo se ter limitado ao município de Kisumu, apesar de os operadores de táxis boda-boda circularem por todo o município e por todo o país e serem os maiores empregadores do sector informal. Não há dúvida de que este estudo subestimou o âmbito dos operadores de táxis boda-boda no Quénia. Por conseguinte, o investigador recomenda a realização de um estudo num âmbito mais vasto, como o condado de Kisumu, e provavelmente em todos os municípios das principais cidades do Quénia. Isto permitiria aumentar a generalização das conclusões do estudo.

REFERÊNCIAS

Rede Americana de Marketing. (2009). *A definição de marketing.* Recuperado em 2009-10-30.

Amin, M. (2005). *Investigação em ciências sociais: Conceção, metodologia e análise.* Kampala: Impressoras da Universidade de Makerere.

Relatório Amstrol sobre a Projeção da População vol. VII. (2010). *Diretrizes para o Women Enterprise Fund.*

Andersen, B. (2006). *Intellectual property rights: innovation, governance and the institutional environment,* Edward Elgar Publishing ISBN 1845422694

Barnes N., Ascid, A. (2003). Jerusalem Water Undertaking. *Uma experiência desafiante de desenvolvimento organizacional.* Um guia. NP.

Blanchard, K. H., John, P. C. & Randolph, A. (1996). *Empowerment takes more than a minute.* São Francisco: Berrett-Koehler, Print.

Boldrin, M. e D. K. Levine (2008). *Against intellectual monopoly*. Cambridge, Cambridge University Press.

Branch, B., & Janette, K. (2002). *Striking the balance in microfmance: a practical guide to mobilizing savings*. PACT Publications, Washington.

Central Bureau of Statistics (1999, agosto). *National micro and small enterprise baseline survey 1999, survey* results. Realizado pelo Central Bureau of Statistics (CBS), International Centre for Economic Growth (ICEG) e K-Rep Holdings Ltd.

Chartered Institute of Marketing. (2009). *Definição de marketing.*

Christen, R. P., Jayadeva, V., & Richard, R. (2004). *Financial institutions with a double bottom line.* Consultative Group to Assist the Poor, Washington.

Cullather N.S Gleijese. P. (2006). História secreta. *O relato confidencial da CIA sobre as suas operações na Guatemala,* 1052-1954. Califórnia: Stanford University Press.

Cullather, N. e P. Gleijeses (2006). *Secret History: The CIA's Classified Account of Its Operations in Guatemala, 1952--1954.* Califórnia, Stanford University Press ISBN 0804754683

De Aghion, B. A., & Jonathan, M. (2005). *The economics of microfmance.* The MIT Press, Cambridge, Massachusetts.

Deloitte. (2011). *The gender dividend: making the business case for investing in women.*

Dev, Chekitan S.; Don E. Schultz (janeiro/fevereiro de 2005). "No Mix: A Customer-Focused Approach Can Bring the Current Marketing Mix into the 21st Century". *Gestão de Marketing,* 14 (1).

Dichter, T., & Malcolm, H. (2007). (Eds.). *What's wrong with microfinance?* Practical Action.

Donaldson, S.A. (2007). Tributação do rendimento das pessoas singulares: Cassias, *Problemas e materiais* (2nd ed.)

Dowla, A., & Dipal, B. (2006). *The poor always pay back: the Grameen ii story.* Kumarian Press Inc., Bloomfield, Connecticut.

Drake, Drhyne, E. (Eds). (2002). *The commercialization of microfinance*: Bollmang business and development. Kumarran Press.

Dubin, R, (1958) The World Of Work: *Industrial Society and Human Relations,* Prentice - Hall, Englewood Cliff, NJ, *p* 213

Economist Intelligence Unit.(2012). *Women's Economic Opportunity.*

Elliot, C. & Turnbill, S. (2005) *Critical thinking in human resource development.* Londres: Printledge

Elliott, C. & Turnbull, S. (2005), *Critical Thinking in Human Resource Development* (pp. 141-154). London: Routledge ISBN 0415329175

FAO. (2010). *State of Food and Agriculture 2010-11: Women in Agriculture; Closing the Gender Gap for Development.* FAO.

Depening do sector financeiro. (2007). *Financial access in Kenya*: Resultados do inquérito nacional de 2006. Nairobi; Quénia: Government Printers

Freeman, Richard B. e Daniel L. Goroff (2009). *Science and Engineering Careers in the United States: An Analysis of Markets and Employment [Análise dos Mercados e do*

Emprego]. University of Chicago Press. ISBN 9780226261898.

Gakure, R. W. (1995). *Factores que afectam as empresas de criação de emprego e as empresas de baixa criação de emprego pertencentes a mulheres*. Tese de doutoramento não publicada, Universidade de Illinois, Urbana Champaign, Illinois, EUA.

Gakure, R. W. (2003, novembro). *Factors affecting women growth prospects in Kenya (Factores que afectam as perspectivas de crescimento das mulheres no Quénia)*. Preparado para a Organização Internacional do Trabalho (OIT), Genebra.

Gibbons, D. (1992). *The Grameen reader*. Grameen Bank, Dhaka.

GoK (2007)

Gok, (2009). *Programa de Apoio ao Setor da Educação do Quénia*. Nairobi: Impressoras do Governo

Hahani S., Sidney. R & Riloy. A. (1996). *Rural Credit Programs and Women Empowerment* in Bangladesh (*Programas de Crédito Rural e Empoderamento das Mulheres* no Bangladesh). World Development, 24(24).

Hamowy, R; Kuznicki, J e Steelman, A. (2008). *The Encyclopedia of Libertarianism [A Enciclopédia do Libertarismo]*. Los Angeles, Sage Reference

Hasnas, J. (2005). *Encurralado: When acting ethically is against the law*. Washington DC, Cato Institute ISBN 1930865880

Helms, B. (2006). *Access for all: building inclusive financial systems*. Consultative Group to Assist the Poor, Washington, 2006.

Hirschland, M. (2005). (Eds.). *Savings services for the poor: an operational guide*. Kumarian Press Inc., Bloomfield CT, 2005.

Ihedur G. N. Ngozi, (2002). *Women Entrepreneurship and Development:* The Gendering of Microfince in Nigeria.

OIT. (2010). As mulheres nos mercados de trabalho: Measuring progress and identifying challenges. ILO.

Sociedade Financeira Internacional et al. (2011). *Strengthening Access to Finance for Women-Owned SMEs in Developing Countries [Reforçar o acesso ao financiamento das PME detidas por mulheres nos países em desenvolvimento]*. Sociedade Financeira Internacional.

Sociedade Financeira Internacional. (2012). *Mulheres, negócios e a lei 2012: Removendo Barreiras à Inclusão Económica*. Sociedade Financeira Internacional.

Organização Internacional do Trabalho. (2012). *Tendências globais de emprego para as mulheres.*

Jones, C., M. Parker, et al. (2005). *Para a Ética Empresarial: A Critical Text*. Londres, Routledge ISBN 0415311357.

Joshi, R.M. (2005). *International Marketing*. Nova Deli e Nova Iorque: Oxford University Press:

Joshi, Rakesh Mohan, (2005) *International Marketing*, Oxford University Press, Nova Deli e Nova Iorque ISBN 0195671236

Judi, C. (2010). *Uma definição prática de empoderamento*. Centro Nacional de Empoderamento - Artigos.

Kathuri, N. K., & Palls, D.A. (1993). *Introduction to educational research.* Egerton Education Book Series. EMC.

Khandker, S. R. (1999). *Fighting poverty with microcredit* (edição Bangladesh). The University Press Ltd, Dhaka.

Kinyanjui, M., & Kaendi M. (1999). *Equidade de género.* Em A. Muelli & C. Bokea (Eds), Micro and Small Enterprises in Kenya: Agenda for Improving the Policy Environment. Centro Internacional para o Crescimento Económico, Nairobi, pp. 143-157.

Kotler, Philip; Gary Armstrong, Veronica Wong, John Saunders (2008). "Marketing definido". *Princípios de marketing* (5th ed.).

Kotler, Philip; Kevin Lane Keller (2009). "1". *Uma estrutura para a gestão de marketing* (4ª ed.). Pearson Prentice Hall. ISBN 0136026605.

Krisstof, N. (2009). O papel das microfinanças.

Ledgerwood, J., & Victoria, W. (2006). *Transforming microfmance institutions: Providing full financial services to the poor.* Banco Mundial.

Lee, E. (1996), *"Globalization and employment",* International Labour Review, Vol. 135 No.5, pp. 485-98.

Linnell, D. (2003). *Evaluating of capacity building:* Lessons from the filed. Washington, DC: Alliance for nonprofit management.

Maimbo, S. M., & Dilip, R. (Eds.). (2005). *Remittances: Development impact and future prospects.* Banco Mundial.

Mas, I. & Kabir, K. (2008, julho). *Banking on mobiles: porquê, como e para quem?* CGAP Focus.

Mayoux Linda (2006). *Empoderamento das mulheres através de microfinanças sustentáveis.* Repensando as melhores práticas

McCormick, D. (1997). *Research on women in small enterprise in Kenya* (Documento preparado para o Workshop REME, Instituto de Estudos para o Desenvolvimento). Universidade de Nairobi, Nairobi.

McCormick, D. (2001). *Gender in small enterprise in Kenya: an institutional analysis (O género nas pequenas empresas no Quénia: uma análise institucional).* Em P. C. Samanta & R. K. Sen (Eds), Realising African Development. Kolkata Índia, CIADS em colaboração com IIDS, pp.309-330.

MoGSCSS. (2010). *Diretrizes para o Women Enterprise Fund, Nairobi: Impressoras do Governo.*

Mutua, A. N. (2007). *Empowerment of Women, Enterprise Fund. Nairobi; Sítio Web*

OCDE. (2011a). *Relatório sobre a Iniciativa de Género: Igualdade de género na educação, no emprego e no empreendedorismo.* OCDE.

OCDE. (2011b). Women's *Economic Empowerment Issues Paper,* 2011. OCDE.

OCDE. (2012). *Índice de Instituições Sociais e Género,* 2012. OCDE.

Ondego, G. K., & Ochanda, R. (2002). *Factores que influenciam o estabelecimento de esquemas de microfinanças no Quénia.* Universidade Internacional dos Estados Unidos - África (USIU-A). Nairobi, Quénia.

Osa C. Ouma (2009). *The Role of Microcredit in promoting growth of small business women among traders in Kisumu Central Business District*. Um projeto de investigação apresentado à Biblioteca da Universidade de Nairobi

Oso, W. Y., & Onen, D. (2008). *Guia geral para a redação de teses e relatórios de investigação. A handbook for beginning researchers* (rev. ed.). Nairobi; Quénia: Fundação Jomo Kenyatta.

Paliwoda, Stanley J.; John K. Ryans. (2009). "Back to first principles". *International Marketing: Modern and Classic Papers* (1ª ed.).

Paul H. Selden (1997). *Sales Process Engineering: A Personal Workshop*. Milwaukee, WI. *p.* 23.

Pinnington, A. H.; Macklin, R. & Campbell, T. (2007) *Human Resource Management: Ethics and Employment* Oxford: Oxford University Press ISBN 0199203792

Raymond Markey, Ann Hodgkinson, Jo Kowalczyk (2002), "Gender, part-time employment and employee participation in Australian workplaces" Employee Relations, Vol. 24 Iss. 2 Pp. 129 - 150

Robertson, L. G. (2005). *Conquest by Law: How the Discovery of America Dispossessed Indigenous Peoples of Their Lands*. Oxford, Oxford University Press ISBN 019514869X

Rutherford, S. (2000). *The Poor and their money (Os pobres e o seu dinheiro)*. Oxford University Press, Delhi.

Sapovadia, V. K. (2006). *Microfinanças: Os pilares de uma ferramenta para o desenvolvimento socioeconómico*. Portal do Desenvolvimento.

SIDA. (2009). *Empoderamento Económico das Mulheres: Scope for SIDA'S Engagement*. SIDA.

Singer S. W. (2005). The Pardox of Poverty. New Haven: Yale University Press.

Singer, J. W. (2000). *Entitlement: The Paradoxes of Property*. New Haven, Yale University Press ISBN 0300080190

Stevenson L. & St-Onge A. (2005). *Support for growth-oriented women entrepreneurs in Kenya (Apoio a mulheres empresárias orientadas para o crescimento no Quénia)*. Organização Internacional do Trabalho, Genebra.

Stewart, A. M. (1994). *Empowering people* (Institute of Management). Londres: Financial Times Management. Imprimir.

Stone, R, (2005), Human Resource Management, 5ª edição, John Wiley and Sons, QLD Australia.*p* 412-414

Thomas, K. W. & Velthouse, B. A. (1990). Cognitive elements of empowerment: An 'interpretive' model of intrinsic task motivation. *Academy of Management Review, Vol 15,* No. 4, 666-681.

ONU (2000). The World's Women 2000: *Tendências e Estatísticas* NY:UN

ONU. (2009). *Inquérito mundial sobre o papel das mulheres no desenvolvimento, 2009*. ONU.

UNCED. (1992). *Reforço das capacidades Definição da Agenda 21*. UNCED.

PNUD (1995). *Relatório sobre o desenvolvimento humano, 1995*. Oxford: Oxford University Press.

PNUD. (2008). *Innovative Approaches to Promoting Women's Economic Empowerment (Abordagens inovadoras para promover o empoderamento económico das mulheres).* PNUD.

PNUD. (2012). *Powerful Synergies: Igualdade de Género, Desenvolvimento Económico e Sustentabilidade Ambiental.* PNUD.

UNESCO. (2009). *Género e Educação para todos*: o salto para a igualdade. Relatório de monitorização global da EPA. Paris: França

WEF. (2007). *Diretrizes para o Women Enterprise Fund.* Nairobi: Quénia: Government Printers.

Wilkinson, A. (1998). Empowerment: *Theory and Practice. Personnel Review,* vol. 27, C.S.

Banco Mundial. (2012). *Relatório sobre o Desenvolvimento Mundial 2012: Igualdade de Género e Desenvolvimento.* Banco Mundial.

Fórum Económico Mundial. (2012). *Índice global das disparidades de género 2012.* Fórum Económico Mundial.

APÊNDICE I
QUESTIONÁRIO DESTINADO AOS OPERADORES DE TÁXIS BODA-BODA NO
MUNICÍPIO DE KISUMU

O questionário destina-se a recolher dados sobre a relação entre os operadores de táxis boda-boda e a capacitação económica dos operadores de táxis boda-boda no município de Kisumu, no Quénia. A sua opinião como operador de táxi boda-boda é crucial para o êxito do estudo. Agradecemos que forneça as informações solicitadas da melhor forma possível. As informações fornecidas foram tratadas com estrita confidencialidade e só serão utilizadas para efeitos desta investigação académica. Devolva o seu questionário preenchido ao investigador.

SECÇÃO A: Informações gerais
1. Nome (facultativo) ....
2. Idade
   A. 18 - 23 anos
   B. 24 - 29 anos
   C. 30 - 35 anos
   D. 36- 41 anos
   E. Mais de 42 anos
3. Qual é o seu nível de formação?
   A. Nenhum   i-i
   B.   Primário-
   C. Secundário
   D. Terciário   "
   E. Universidade
4. Base operacional Boda-Boda
   A. A   O

B .   B☐
C.   C☐
D.   D☐
E.   E☐
F.   FC
G.   G☐

5. Indique o leque de domínios que abrange: ....
6. Quantos passageiros transporta por dia? ....
7. Está a operar esta boda-boda como um grupo ou como um indivíduo?
   A. Grupo I I
   B. Individual
   C. Outros EZ
8. Se for um grupo, nome do grupo ....

SECÇÃO B RENDIMENTOS
1. Quando começou a exercer a atividade de táxi boda-boda? (mencionar o ano)
2. Qual o montante do capital inicial? ....
3. Qual foi a origem do vosso capital inicial?
   A. Poupança pessoal I I
   B. Empréstimo bancário
   C. Empréstimo cooperativo
   D.   Família/AmigosEZ
   E.   OutrosEZ
4. Qual é o seu rendimento médio por dia em Kshs?
   A.   0-100☐
   B.   101-200☐
   C.   201-500EZ
   D. Acima de 500EZ
5. Se for pago mensalmente, qual é o salário médio diário? ....
6. Qual é o lucro que obtém por dia com este negócio? ....
7. Tem outras formas de ganhar dinheiro? ....
8. Em caso afirmativo, especificar? ....

SECÇÃO D: Desenvolvimento empresarial
1. Quem são os seus clientes?

2. Como é que identificam os vossos mercados?

3. Tem uma lista dos seus clientes?
   A. Sim
   B. Não
4. Em caso afirmativo, como obteve a lista?

5. Tem ligações com outros grupos de jovens do sector dos táxis Boda-boda?
   A. Sim ☐
   B. Não ☐
6. Tem ligações com outras empresas de transporte estabelecidas?
   A. Sim ☐
   B. Não ☐
7. Em caso afirmativo, que tipo de ligações?

SECÇÃO D: ACTIVO
1. Conseguiu possuir um terreno desde que iniciou a atividade de transporte de táxi boda-boda?
   A. Sim |22|
   B. Não ☐
2. Em caso afirmativo, qual a dimensão/área? ....
3. Conseguiu construir a sua própria casa desde que iniciou a atividade de transporte de táxi boda-boda?
   A. Sim ☐
   B. Não ☐
4. Em caso afirmativo, que tipo de casa?
   A. Permanente
   B. Semipermanente
   C. Pedras naturais
   D. Parede de lama
5. Conseguiu ter animais desde que iniciou o negócio de transporte de táxi boda-boda?
   A. Sim
   B. Não
6. Em caso afirmativo, que tipo de animais?
   A. Vacas
   B. Caprinos/ovinos
   C. Aves de capoeira
   D. Misto
   E. Outros   especificar

7. Conseguiu possuir mais alguma propriedade desde que iniciou o seu negócio de transporte de táxi boda-boda?

A. Sim □

B. Não ⊔

8. Em caso afirmativo, especificar...

SECÇÃO E; SEGURANÇA ECONÓMICA

1. Antes de iniciar a atividade de transporte em táxi boda-boda, quem consultou? antes de comprar qualquer coisa?

    A. Mulher

    B. Pais

    C. Irmãos

    D. Outros

Qual o valor da compra que estava a fazer antes de iniciar o negócio?............................

    A. 0 - 100

    B. 101 - 200

    C. 201 - 500

    D. Acima de 500

2. Conseguiu comprar o que precisava sem consultar ninguém desde então? iniciar uma atividade de transporte em táxi boda-boda?

    A. Sim □

    B. Não □

3. Qual o valor das compras que está a fazer depois de iniciar o negócio em Ksh por mês?

    A. 0 -   100□

    B. 101 - 200 |22

    C. 201 - 500 □

    D. Acima de 500 □

4. Tem mais facilidade em pagar ou contribuir para a educação dos seus filhos desde que iniciou a atividade de transporte em táxi boda-boda?

    A. Sim □

    B. Não ⊔

5. Por favor, explique ....

6. Conseguiu atender a outras necessidades familiares desde o início da atividade?

    A. Sim □

    B. Não I I

7. Na sua avaliação, indique no quadro abaixo em que medida o transporte em táxi boda boda melhorou o seu bem-estar económico. 4 = Melhorou muito; 3 = Melhorou; 2 = Não tenho a certeza; 1 = Não melhorou

Bem-estar	4	3	2	1
i. Número de activos.				
ii. Dimensão do rendimento.				
iii. Desenvolvimento de actividades.				
iv. Segurança e independência económica.				

Obrigado pelas vossas respostas.

APÊNDICE II
PROGRAMA DE ENTREVISTAS AOS LÍDERES DOS OPERADORES DE TÁXIS BODA-BODA NO MUNICÍPIO DE KISUMU

A entrevista destina-se a recolher dados sobre a relação entre os operadores de táxis boda-boda e a capacitação económica dos operadores de táxis boda-boda no município de Kisumu, no Quénia. A sua opinião, enquanto líder de um grupo de operadores de táxis boda-boda, é muito importante para o êxito do estudo. Agradecemos que forneça as informações solicitadas na medida das suas possibilidades. As informações fornecidas serão tratadas com estrita confidencialidade e só serão utilizadas para efeitos desta investigação académica.

1. Qual é o seu nome?
2. Qual é a sua posição no transporte de táxi boda-boda nesta região/base?
3. Quais são os vossos papéis?
4. Que condições são necessárias para aceder a facilidades de crédito para comprar um motociclo?
5. Na sua opinião, como avalia o sucesso do táxi boda-boda no desenvolvimento da capacitação económica dos operadores de táxi boda-boda no município de Kisumu?
6. Qual é o nível médio de escolaridade mais elevado da maioria dos operadores desta base?
7. Quais são alguns dos desafios enfrentados pelos jovens dos táxis boda-boda no município de Kisumu?
8. Na sua opinião, o que deveria ser feito para melhorar as operações dos táxis boda-boda no município de Kisumu?
9. Conhece algum operador de táxis boda-boda que tenha adquirido alguns activos da atividade de boda-boda? Que tipo de activos? Quantos operadores deste tipo pode contar?
10. Considera que o rendimento médio dos operadores de táxi boda-boda aumentou desde que entraram no sector dos transportes? Porquê?
11. Como avalia a segurança económica global dos membros do seu grupo? Porque é que o diz?

Obrigado

APÊNDICE III
HORÁRIO

	Fase	Tempo (meses)	2013	Dependência
A	Elaboração da tese e aprovação.	2	maio - julho	-
B	Desenvolvimento de instrumentos, pilotagem e	/	agosto	A
C	Recolha de dados.	1/	agosto - setembro	B
D	Organização, Análise e Interpretação de Dados.	1	outubro	C
E	Redação de relatórios.	1	novembro	D

APÊNDICE IV
ORÇAMENTO DA INVESTIGAÇÃO

S/N	Item	Descrição	Custo estimado (Ksh)
1.	Artigos de papelaria	i. 3 resmas de papel de fotocópia a 600,00 ii. Acessórios de computador e outros materiais de escrita. **Subtotal**	1,800.00 7,000.00 **8,800.00**
2.	Assistentes de investigação.	6 assistentes de investigação @ 1000 por dia durante 14 dias. **Subtotal**	84,000.00 **84,000.00**
3.	Referenciação	i. Navegação na Internet. ii. Impressão de páginas relevantes **Subtotal**	1,500.00 2,000.00 **3,500.00**
4.	Serviços de apoio	i. Serviços de secretariado e encadernação. ii. Consultas. **Subtotal**	14,000.00 7,000.00 **21,000.00**
5.	Contingência	@ 10% do custo total **Subtotal**	10,000.00 **10,000.00**
6.	Administração	@10% do custo total **Subtotal**	10,000.00 **10,000.00**
7.	**Total**		**144,000.00**

APÊNDICE V
DIMENSÃO DA AMOSTRA PARA POPULAÇÕES FINITAS

| | Tamanho da amostra com confiança = | | | | Tamanho da amostra com confiança = | | | |
| | Margem de erro - Percentagem | | | | Margem de erro - Percentagem | | | |
Tamanho da	5.0	3.5	2.5	1.0	5.0	3.5	2.5	1.0
10	10	10	10	10	10	10	10	10
20	19	20	20	20	19	20	20	20
30	28	29	29	30	29	29	30	30
50	44	47	48	50	47	48	49	50
75	63	69	72	74	67	71	73	75
100	80	89	94	99	87	93	96	99
150	108	126	137	148	122	135	142	149
200	132	160	177	196	154	174	186	198
250	152	190	215	244	182	211	229	246
300	169	217	251	291	207	246	270	295
400	196	265	318	384	250	309	348	391
500	217	306	377	475	285	365	421	485
600	234	340	432	565	315	416	490	579
700	248	370	481	653	341	462	554	672
800	260	396	526	739	363	503	615	763
1,000	278	440	606	906	399	575	727	943
1,200	291	474	674	1067	427	636	827	1119
1,500	306	515	759	1297	460	712	959	1376
2,000	322	563	869	1655	498	808	1141	1785
2,500	333	597	952	1984	524	879	1288	2173
3,500	346	641	1068	2565	558	977	1510	2890
5,000	357	678	1176	3288	586	1066	1734	3842
7,500	365	710	1275	4211	610	1147	1960	5165
10,000	370	727	1332	4899	622	1193	2098	6239
25,000	378	760	1448	6939	646	1285	2399	9972
50,000	381	772	1491	8056	655	1318	2520	12455
75,000	382	776	1506	8514	658	1330	2563	13583
100,000	383	778	1513	8762	659	1336	2585	14227
250,000	384	782	1527	9248	662	1347	2626	15555
500,000	384	783	1532	9423	663	1350	2640	16055
1,000,000	384	783	1534	9512	663	1352	2647	16317
2,500,000	384	784	1536	9567	663	1353	2651	16478
10,000,000	384	784	1536	9594	663	1354	2653	16560
100,000,000	384	784	1537	9603	663	1354	2654	16584
300,000,000	384	784	1537	9603	663	1354	2654	16586

Nota. A tabela é utilizada para determinar as dimensões de amostras selecionadas aleatoriamente de populações finitas com margens de erro e níveis de confiança especificados. Se a dimensão de uma população se situar entre dois valores, é sempre selecionada a amostra mais elevada.

APÊNDICE VI
DADOS DE INVESTIGAÇÃO

Operador de Boda-Boda	Boda-Boda Propriedade	Rendimento	Negócio. Desenvolvimento.	Activos	Econ. Segurança	Econ. Capacitação
1.	1	22.8	36.4	48.28	82.08	47.39
2.	3	52.8	41.6	42.97	51.98	47.34
3.	1	50.4	80.6	74.25	86.64	72.97
4.	1	59.04	67.6	67.18	82.08	68.97
5.	1	31.2	65	53.31	68.4	54.47
6.	1	16.8	62.4	63.24	74.48	54.23
7.	1	32.4	63.7	73.98	69.92	60.00
8.	1	52.56	61.1	70.72	66.88	62.81
9.	2	55.2	67.6	74.25	86.64	70.92
10.	1	55.32	48.1	71.26	71.44	61.53
11.	3	59.76	58.5	54.26	79.04	62.89
12.	1	40.56	49.4	54.26	39.67	45.97
13.	2	50.4	62.4	50.45	28.88	48.03
14.	1	60.84	41.6	56.30	66.88	56.40
15.	3	46.92	75.4	67.18	63.84	63.33
16.	1	52.8	63.7	74.8	74.78	66.52
17.	2	68.4	37.7	33.32	39.52	44.73
18.	3	56.4	57.2	56.576	21.28	47.86
19.	1	62.4	57.2	54.128	41.04	53.69
20.	1	29.63	63.7	75.344	66.57	58.81
21.	1	26.9	75.4	79.968	69.92	63.04
22.	1	15.48	78	59.024	70.07	55.64
23.	1	18	67.6	64.056	75.696	56.33
24.	1	12	58.5	55.488	51.376	44.34
25.	1	37.92	58.5	74.528	63.84	58.69
26.	1	65.52	41.6	79.968	77.064	66.03
27.	2	59.28	45.5	49.64	59.432	53.463
28.	1	47.04	34.71	33.184	56.088	42.7555
29.	2	55.8	29.9	64.464	66.88	54.261

Operador de Boda-Boda	Boda-Boda Propriedade	Rendimento	Actividades. Desenvolvimento.	Activos	Econ. Segurança	Econ. Capacitação
[illegible]		65.28	[illegible]	74.256	86.64	65.644
[illegible]	[illegible]	[illegible]	[illegible]	66.64	[illegible]	59.76
[illegible]	[illegible]	65.52	[illegible]	72.08	[illegible]	65.32
[illegible]		[illegible]	[illegible]	59.16	39.672	55.053
		[illegible]	[illegible]	50.456	45.144	46.27
[illegible]	[illegible]	[illegible]	[illegible]	36.48	43.141	
[illegible]	[illegible]	44.52	[illegible]	41.344	63.84	52.051
[illegible]		49.68	[illegible]	55.216	50.464	49.24
[illegible]	[illegible]	59.28	[illegible]	63.24	59.432	60.113
[illegible]		[illegible]	[illegible]	60.248	74.48	64.482
[illegible]		[illegible]	[illegible]	56.576	[illegible]	52.839
		49.92	[illegible]	33.728	71.744	46.973
		47.76	[illegible]	43.928	[illegible]	50.259
15		66.48	[illegible]	[illegible]	39.064	43.49
[illegible]		70.56	[illegible]	59.16	[illegible]	56.548
		[illegible]	[illegible]	66.776	72.96	60.954
		56.52	[illegible]	69.088	69.312	63.355
[illegible]		48.96	[illegible]	53.584	63.84	54.921
	[illegible]	65.76	[illegible]	66.64	75.696	66.974
40		26.28	[illegible]		68.552	49.683
[illegible]			[illegible]	35.088	53.504	40.698
[illegible]		60.84	[illegible]		94.392	57.983
[illegible]		46.92	[illegible]	39.44	54.264	46.856
[illegible]		44.28	[illegible]	19.312	86.184	45.894
	[illegible]	[illegible]	[illegible]	46.24	[illegible]	56.635
[illegible]		[illegible]	[illegible]	50.32	[illegible]	62.262
[illegible]			[illegible]	50.32	41.952	45.668
[illegible]		[illegible]	[illegible]	50.32	80.56	60.62
[illegible]		31.32	[illegible]		55.48	
[illegible]		35.64	[illegible]	53.04	60.496	47.694
[illegible]		60.84	[illegible]	55.624	50.92	56.471

Operador de Boda-Boda	Boda-Boda Propriedade	Rendimento	4-Actividades. Desenvolvimento.	Activos	Econ. Segurança	Econ. Capacitação
		46. 92		43.92		38
		44. 28	54.6			53
				35.3(	59.432	46. '05
		68			56.088	
			11.6	48.9(	51.984	
		64		74.25	71.744	
		31. 32	11.6	43.92		38
	NJ	35. 64	4.74	32.36	39.064	42
		28	8.63	24.20		41. 75
		50	5.76	50.45	45.144	
	NJ	39. 84	0.73		36.48	49. 93 85
		46. 92	6.41	53.58	48.64	48.
		58	3.71	69.08	69.92	67. 95
			8.79	60.38	67.64	67. 35
		56. 64	0.32	71.4	68.552	64
	NJ	29. 88			69.92	
		30. 84	58.9	34.6*	40.432	43
		43. 32	7.45	58.61	54.264	50. 91 25
		57	1.74		40.28	
		54. 72	3.55			69. 75
		27. 84	2.37	54.4	53.96	42. 25
				40.52	44.688	42. 41 65
		35. 76	0.83	54.4	65.36	51. 75
		96	7.97	5O.з;	55.48	42. 43
			4.46	40.25	46.056	
			1.36		50.92	
	NJ	42	2.37	36.17	51.68	65
	NJ	29. 88	3.41	35.08	42.56	35. 23 45
		25	6.93		53.2	42. 25
		32	И.6	5O.з;	57.76	
	NJ			66.09	77.52	56

64

Operador de Boda-Boda	Boda-Boda Propriedade	Rendimento	LnNegócio. Desenvolvimento.	Activos	Econ. Segurança	Econ. Capacitação
92.		19. 08			50.16	42. 5125
93.	бэ	16. 44	34.71		39.52	31. 5075
94.			57.85		50.16	44. 4465
95.		28	58.63		25.84	37. 1575
96.			59.8		40	
97.			34.58		77.52	50 .443
98.		48	46.41		41.04	31. 7845
99			34.45		25.84	26. 4585
			88.79		53.2	49.
			46.15		48.64	41. 2935
		23. 04	38.22		64.448	44 .959
			55.9		42.256	.061
			47.45		77.52	56.
		40	39.39		86.184	63.
		54.	43.55		42.56	43. 8295
		27. 84	44.2			53 .934
			36.4		79.04	5.62
		35. 76	45.5		50.16	43
		96	49.4		40.28	34 .026
			66.3		66.576	64 .475
			42.9		66.12	50 .161
		42	33.8		89.224	
		29.	42.9		73.112	55 .343
		25	22.1		51.984	.741
		32			35.568	32. 0265
		40	66.3		39.368	42 .489
			35.1		66.576	.791
		26. 28	22.1		38.152	32 .785
		20.	45.5		608	40
			50.7		38	44 .191
		42. 24	53.17		88.768	68. 4165

Operador de Boda-Boda	Boda-Boda Propriedade	Rendimento	Negócio. Dev.	Activos	Econ. Segurança	Econ. Capacitação
[illegible]	[illegible]	[illegible]	[illegible]	[illegible]	38.4 56	41. 9915
[illegible]	[illegible]	[illegible]	[illegible]	[illegible]	471 471 84	56. 5475
[illegible]	[illegible]	[illegible]	[illegible]	[illegible]	72	48 .922
[illegible]	[illegible]	[illegible]	[illegible]	[illegible]	25. 00	35 .652
[illegible]	[illegible]	[illegible]	[illegible]	[illegible]	38.3 04	.138
[illegible]	[illegible]	[illegible]	[illegible]	[illegible]	00 04	67 .361
[illegible]	[illegible]	[illegible]	[illegible]	[illegible]	55/	43. 2835
[illegible]	[illegible]	[illegible]	[illegible]	[illegible]	[illegible]	32. 6245
[illegible]	[illegible]	[illegible]	[illegible]	[illegible]	504	57. 1185
[illegible]	[illegible]	[illegible]	[illegible]	[illegible]	89.2 24	4675
[illegible]	[illegible]	[illegible]	[illegible]	[illegible]	42.7 12	[illegible]
[illegible]	[illegible]	[illegible]	[illegible]	[illegible]	51.9 84	35 .568
[illegible]	[illegible]	[illegible]	[illegible]	[illegible]	82.5 36	61. 7645
[illegible]	[illegible]	[illegible]	[illegible]	[illegible]	64.	43 .536
[illegible]	[illegible]	[illegible]	[illegible]	[illegible]	808 64	).48
[illegible]	[illegible]	[illegible]	[illegible]	[illegible]	474	41 .834
[illegible]	[illegible]	[illegible]	[illegible]	[illegible]	574	1.54
[illegible]	[illegible]	[illegible]	[illegible]	[illegible]	55.0 24	55 .641
[illegible]	[illegible]	[illegible]	[illegible]	[illegible]	50.4 64	[illegible]
[illegible]	[illegible]	[illegible]	[illegible]	[illegible]	41.9	54. 4705
[illegible]	[illegible]	[illegible]	[illegible]	[illegible]	53.5 04	48. 3085
[illegible]	[illegible]	[illegible]	[illegible]	[illegible]	51.3 76	42 .649
[illegible]	[illegible]	[illegible]	[illegible]	[illegible]	[illegible]	66
[illegible]	[illegible]	[illegible]	[illegible]	[illegible]	76.6 08	66 .594
[illegible]	[illegible]	[illegible]	[illegible]	[illegible]	48	68. 3715
[illegible]	[illegible]	[illegible]	[illegible]	[illegible]	84.2	62 .644
[illegible]	[illegible]	[illegible]	[illegible]	[illegible]	634	.085
[illegible]	[illegible]	[illegible]	[illegible]	[illegible]	84.2	66 .754
[illegible]	[illegible]	[illegible]	[illegible]	[illegible]	48.3 36	45
[illegible]	[illegible]	[illegible]	[illegible]	[illegible]	41.9	44 .243
[illegible]	[illegible]	[illegible]	[illegible]	[illegible]	53.S	51. 0925

Operador de Boda-Boda	Boda-Boda Propriedade	Rendimento	Actividades. Desenvolvimento.	Activos	Econ. Segurança	Econ. Empoderamento
		50.64	69.16	99.008	99.408	79.554
		24.12	40.95	55.488	50.464	42.7555
Ch	[illegible]	[illegible]	49.4	47.6	[illegible]	52.72
			47.06	[illegible]	54.568	49.687
00		24.36	43.16	55.624	50.92	43.516
[illegible]	[illegible]	[illegible]	35.88	[illegible]	27.056	42.934
[illegible]		23.04	45.76	67.728	64.448	[illegible]
			43.94	59.024	58.976	54.235
[illegible]	[illegible]	[illegible]	85.54	46.104	[illegible]	62.911
[illegible]	[illegible]	26.28	65.52	71.4	68.552	57.938
			74.62	60.928	71.44	63.747
Ch LA	[illegible]	[illegible]	[illegible]	94.52	77.52	65.515
Ch04 04		[illegible]	[illegible]	58.616	54.264	48.12
	[illegible]	[illegible]	[illegible]	35.224	38.456	42.425
[illegible]	[illegible]	[illegible]	41.34		50.464	45.551
[illegible]	[illegible]	[illegible]	34.84	53.04	51.376	43.994
O		[illegible]	42.12	47.6	39.216	37.934
		[illegible]	85.54	48.96	46.816	52.829
M			41.6	29.92	28.576	33.124
		[illegible]	83.33		50.92	52.8625
	[illegible]	[illegible]	46.93	53.04	[illegible]	43.4605
		38.64	33.54	46.24	38.608	[illegible]
O>	[illegible]	[illegible]	34.84	32.64	33.136	30.904
		29.28	78.52	[illegible]	72.352	63.738
00	[illegible]	[illegible]	[illegible]	32.64	40.432	35.438
[illegible]	[illegible]	[illegible]	[illegible]	99.008	99.408	71.879
[illegible]	[illegible]	24.12	46.41	32.096	35.416	34.5105
00	[illegible]	[illegible]	32.89	[illegible]	84.208	58.4265
[illegible]	[illegible]	[illegible]	43.16	53.176	60.648	43.746
[illegible]	[illegible]	29.28	43.94	[illegible]	[illegible]	55.093
00		[illegible]	33.54	87.04	86.032	61.673

Operador de Boda-Boda	Boda-Boda Propriedade	Rendimento	Negócio. Dev.	Activos	Econ. Segurança	Econ. Capacitação
LA		04	O	43.248	Ch	Ch
o>	JJ	26.	-P^	99.552	00 o	LA LA 00
00		bo	w co co LA	68	<?4 4J JU	51 .24 75
00		38.	o N NJ 00	54.4	LA 6.2	8.1 00
40		LO o	w NJ	46.24	LA 4J 00	w -J-
para para	JJ	O	bo 9° L "J 00	43.52		LA
NJ	NJ	9° 4j>	Ch 00 00	00	Ch 00	o
L "J NJ	tx)	bo	00	43.52	f l Ch 40	w Ch
xO	tx)	76Z 00	w NA O a	39.44	40	38 .49 05
		o 00	LA U) o	29.92	0.2 00	08
para LA		22. 00	bo 00o>	43.52	coco Ch00	w bo xQ xU
para o>	N0(tx)	24.: Ch	co -P^ 000>	54.4	coco Ch	w xO b>
para	N0(tx)	Ch	12	43.52	4j' Ch	w xO b>
4U a a UU	N0	LO o	00 LA LA	35.36	Ch	p^ LA 40
bo O		H-1	00 U) L Ch	88.128	Ch 00 OO 00	para 74 .93 65
		26.	Ch para L "j	96.288	40 J 00	66 .49 65
		bo	co w LA	p bo	w par	co co
LJ	para	co 9° "JS	-P^ 00	29.92	co uu Ch 00	w LA LJ
		bo	9° LA NA O	47.328	LO bo	LA bs
bo LA		40 00	9° SO NA O	47.6	p^ 40	p^ bo LJ
os	N0	p 00	Ch JJ NA O	87.04	00 o	Ch para 00
		Ch	bo	55.76	co 4j4 Ch	f " bo 4j>
00	tx)	26.	bo NA O 00	99.552	78	Ch xsO O 00
40		CO bo	LA bo NA SO	00 00	Ch 00	Ch o 40
bo o		H-1	Ch Ch os	88.128	OO 00	Ch Ch -p^
bo bo	NÃ O	22. 00	Ch 40 16	96.288	co 4j4	LA 4j4 O 00
		LA	H-1 Ch	p bo	w para	LO 40 00
bo w	NJ	00	LA 00 Ch	00 o 00	00 00	Ch
bO -P-*	NJ	21. Ch	bO	53.584	LA bo Ch	LA 3.1 Ch
LA		7163 00	i'Пч	bo	par bO	LA par LJ

Operador de Boda-Boda	Boda-Boda NJ Propriedade	Rendimento	Actividades. Desenvolvimento.	Activos	Econ. Segurança	Econ. Capacitação
bo Ch		40.08	co co NJ	32.6	4^ бэ	co 5.543
бэ бэ bo '-J	NJ	30	30..: 40		co co Ch Ch00	38 .3245
бэ бэ 4000 '-J		24.12	30.' 4^	51.6 00	4^co Ch00	co 5.539
бэ o		CO CO bo 00	co co	46.2	LA 4^co	4^ 1.231
бэ o		00	04 LA LA4 NJ NJ	53. к Ch	LA Ch	4^ 7.778
бэ К бэ		66	74J U4 NJ	49.0< 04	Ch lo 04	LA LA LA 00 LO L "J
бэ L бэ бэ "J		22.2	00 bo bo	Ch Ch Ch	LA Ch bo	LA LA LA 04 LA
бэ К 'J		60	29.: 00	Ch o 40 00	LA LA bo к	LA 2.283
бэ Ch LA		56	co co oNJ 00	59.2< 04	LA O к	4^ LA 1.835
бэ Ch		24	бэ 00 00	56.3(4^ 4^	4^	4^ 5.032
бэ		15.6	35.: 00	59.2< 04	бэ LA LAO к	1.45
бэ		13.2	4- 00	31.N 4^	LAO к	co 00
бэ 00		21.84	30.' 4U	51.6 00	04 40 00	4^ 1.847
бэ 40		60	00 LA LA LA NJ	42.5(00	бэ,т	LA 04 co
бэ o		15.6	04 LA LA NJ	59.2< 04	бэ,т	LA 2.66
бэ	NJ	15.6	74J U4 QQ NJ	04 LA Ch	LA 40	4^ 9.695
бэ бэ		26.4	30..: QQ	53.0 *sou*	L^ L-S	40 .9385
бэ co	NJ NJ	27	29.: 00		bo	co 7.851
бэ f1 "■	NJ NJ	24	бэ O NJ <J4	LA LA 00	LA LA	LA 1.493
бэ Ch LA	NJ NJ	15.6	68J LA	59.2< 04	LA LA O к	9.64
бэ Ch	NJ NJ	36	72. 4-^ LA	o bo	LA LA 1.6 00	LA LA .6375
бэ f1 "■	NJ	55	49. QQ 4-^	04	LA LA бэ	LA I966
бэ 00	NJ	13.2	21.: QQ 04 LA Ch	LA 04 LA	LA 40	LA LA 40
бэ 40		бэ 00 Ch 00	43.: 40	74.1 бэ	LA LA бэ	54 бэ o
bo o		26.28	LA -r O	H^-1	Ch LA бэ	LA LA bo 00
бэ бэ		42	42J QQ y	89.2] Ch	00	Ch 5.58
bo bo		O	34.: QQ y	Ch 40 00	LA bo 00	4^ 2.414
бэ co	NJ NJ	27.96	42. NJ	58.4 00	0.2 00	2.21
бэ bo 4^	NJ	29.28	00 LA LA	53.0	H^-1	LA 2.415
бэ LA 4^ Ch		40	41. Ch	LA LA bo Ch	Ch	co 9.77
бэ Ch	NJ	24.24	69.-94	Ch 40 o 00	Ch 40 00	LA 7.309

4-Operador de Boda-Boda	Boda-Boda Propriedade	Rendimento	I > Пollwoo I-xwv	LnActivos	Econ. Segurança	Econ. Empoderamento
[illegible]	[illegible]	14. 04	[illegible]	[illegible]	[illegible]	43 .829
[illegible]		00 04	[illegible]	[illegible]	[illegible]	o
[illegible]	[illegible]	38	[illegible]	[illegible]	[illegible]	38 o
[illegible]	[illegible]	[illegible]	[illegible]	[illegible]	[illegible]	44 .395
[illegible]	[illegible]	[illegible]	[illegible]	[illegible]	[illegible]	44. 0185
[illegible]		16. 68	[illegible]	[illegible]	[illegible]	59. 2505
[illegible]		[illegible]	[illegible]	[illegible]	[illegible]	48. 4775
[illegible]	[illegible]	21. 84			[illegible]	46 .462
[illegible]		00	[illegible]	[illegible]	[illegible]	29 .684
[illegible]		[illegible]	[illegible]	[illegible]	[illegible]	43. 3025
[illegible]	[illegible]	[illegible]	[illegible]	[illegible]	[illegible]	4 5.74
[illegible]		26	[illegible]	[illegible]	[illegible]	4 1.72
[illegible]		[illegible]	[illegible]		[illegible]	43 .331
[illegible]	[illegible]	[illegible]	[illegible]	[illegible]	[illegible]	42 .671
[illegible]	[illegible]	[illegible]	[illegible]	[illegible]	[illegible]	45 .155
[illegible]	[illegible]	26	[illegible]	[illegible]	[illegible]	42. 8765
[illegible]	[illegible]	[illegible]	[illegible]	[illegible]	[illegible]	49 .696
[illegible]		[illegible]	[illegible]	[illegible]	[illegible]	44. 1875
[illegible]	[illegible]	28. 68	[illegible]		[illegible]	58. 5805
[illegible]	[illegible]	26. 28	[illegible]	[illegible]	[illegible]	.543
[illegible]	[illegible]		[illegible]	[illegible]	[illegible]	66 .815
[illegible]	[illegible]	17. 04	[illegible]	[illegible]	[illegible]	43 .909
[illegible]	[illegible]	27. 96	[illegible]	[illegible]	[illegible]	47.
[illegible]	[illegible]	04	[illegible]	[illegible]	[illegible]	46 .598
[illegible]	[illegible]	[illegible]	[illegible]	[illegible]	[illegible]	.888
[illegible]	[illegible]	41. 04	[illegible]	[illegible]	[illegible]	48. 4785
[illegible]	[illegible]	92	[illegible]	[illegible]	[illegible]	53 .00
[illegible]	[illegible]	38. 28	[illegible]			00
[illegible]	[illegible]	[illegible]	[illegible]	[illegible]		44 .347
[illegible]		[illegible]	[illegible]	[illegible]		41. 3245
[illegible]	[illegible]	[illegible]	[illegible]	[illegible]		47 .133

Operador de Boda-Boda	Boda-Boda Propriedade	Rendimento	LMActividades. Desenvolvimento.	LnActivos	Econ. Segurança	Econ. Capacitação
278.		13.2	LM 00	LM 04	04 04 bo 00	48.334
bo 40	NJ NJ	21.84	bo LM	40 ьэ	62.928	44.7425
ьэ 00 o	NJ NJ	24	L99 ьэ	LA LA 00	36.328	42.429
281.	NJ	15.6	LA 00	LA LA 04	39.52	38.69
ьэ 00 bo		15.6	33. 00	LA LA 04 00	38	31.234
283.		26.4	28. 04	LA LA 00	38	33.382
284.		NJ LA	LO	LO	44.08	LO 04 Lzl
ьэ 00		24	36.	bo 00	34.96	34.312
286.		15.6	55. 40	O	39.52	35.405
287.		13.2	50.	KO KO o os	38.152	33.537
ьэ 00 00	NJ	66	40	LO KO 00	43.624	47.8805
289.		13.2	04 04	LA LA 04	51.984	46.95
290.		ьэ 00 04 00	54.< 40	4.1 ьэ	71.592	57.3455
291.		15.6	59.< (L/U)	LA ьэ os	55.024	47.4625
292.		26.4	43.< XL/	LA UU 04	68.704	52.645
293.		27.5	(n >1 00	LA 4-^ UU	51.984	44.312
294.		24	o ьэ	04 bo 04	65.664	40 bo ьэ
295.		15.6	LA LA LA	LA ьэ os	55.024	46.9425
296.	NJ	13.2	LA 00	K'J	38.152	37.408
297.		36	49.	o os	43.624	44.53
298.		13.2	o чо	ьэ 04 00	21.584	26.2805
299.	NJ	ьэ 00 04 00	LM LM OS 00	L/L 5.0 00	38	44.61
300.		26.28	LM OS 00	p	36.48	37.51
301.		42	68.; 00	bo 5	57.76	54.003
302.		O	47.<	U) 00	04 bo 00	38.8965

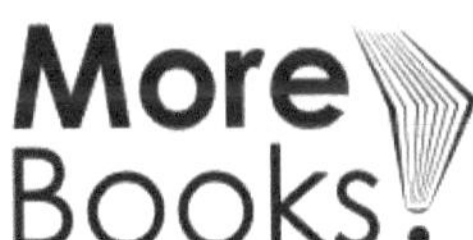

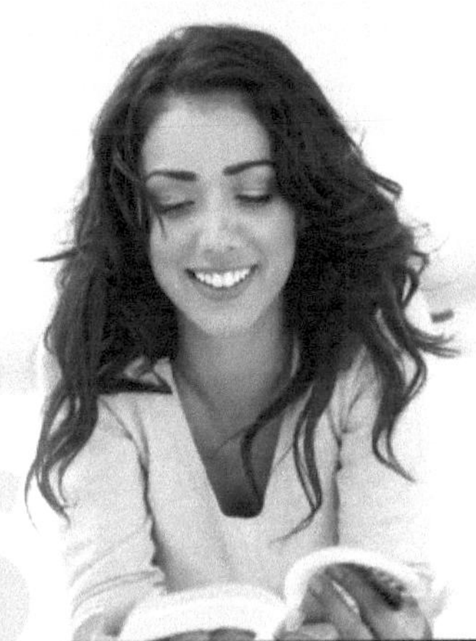

I want morebooks!

Buy your books fast and straightforward online - at one of world's fastest growing online book stores! Environmentally sound due to Print-on-Demand technologies.

Buy your books online at
www.morebooks.shop

Compre os seus livros mais rápido e diretamente na internet, em uma das livrarias on-line com o maior crescimento no mundo! Produção que protege o meio ambiente através das tecnologias de impressão sob demanda.

Compre os seus livros on-line em
www.morebooks.shop

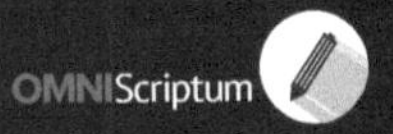

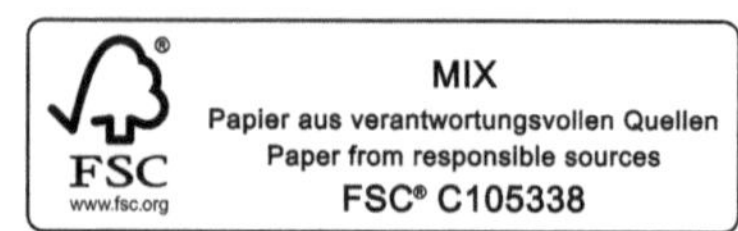

Printed by Books on Demand GmbH, Norderstedt / Germany